调阴阳就是养命

要想活得好、寿命长，全靠调阴阳

吴向红 任晋婷 / 著

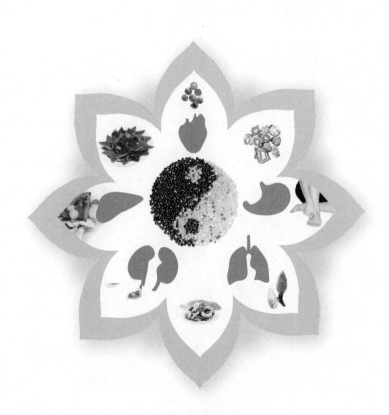

天津出版传媒集团

天津科学技术出版社

要想活得好、活得长，就要调阴阳

　　"为什么总是觉得没劲儿，走几步就气喘吁吁？""为什么总是觉得心里慌慌的，白天吃不下、晚上睡不好，干什么都提不起精神？""为什么才30多岁就每天掉好多头发，还长了白头发？""口臭，都不敢跟别人说话，肚子胀胀的，便秘，每次去厕所都要蹲好长时间，是什么原因呢？"……你是不是也在被这些看起来不是什么大毛病，却时刻影响着我们工作、生活的"小事"困扰。千万不要忽视这些"小事"，正是这些"小事"预示着我们的身体出现了问题，不及时解决就会发展成严重影响我们身体健康的疾病。其实这些症状，都是身体阴阳不调的结果。中医讲究阴阳协调，认为万病都是阴阳不调引起的。

　　那么什么是阴阳呢？广义上的阴阳，就是对宇宙间一切事物内部或两种相关联事物或现象的对立属性的概括。一般来说，凡是运动的、外向的、上升的、无形的、温热的、明亮的都为阳；相对静止的、内守的、下降的、有形的、寒冷的、晦暗的都为阴。阴中有阳，阳中有阴。阴阳是一切事物的基础，也是中医学的基础。《黄帝内经》说："生之本，本于阴阳"。中医强调人体整体性，然后将整体分为对立统一的两个属性——阴阳。生命就是阴阳这两种相互矛盾的能量所构成的一个平衡体，只有阴阳平衡了人才能健康长寿。人之所以生病是阴阳失衡的结果，治病的根本是帮助患者调节阴阳，一个人阴阳平衡了，身体自然会健康。

　　阴阳蕴藏在身体的每一部分中，肾有肾阴肾阳、肝有肝阴肝阳、心有心阴心阳、脾有脾阴脾阳、肺有肺阴肺阳……身体每一个部分的阴阳都必须保持平衡，一旦某一个部位的阴阳失调了，身体就会生病，引起相应的各种不适症状。比如，肝的阴阳不平衡，肝阴不足，肝阳就会过盛，肝风、肝火就会急剧上升，人就会出现面红耳赤、头胀头痛等症状，中医称之为肝阳上亢。

从阴阳着手，我们既可以找到患病的原因，也可以通过调阴阳的方法来恢复身体健康，使病症得到缓解。阴阳平衡，身体才能健康，如果阴阳失调，其中一方的力量受到削弱，人就会生病。如果阴弱于阳，就会生内热，而阳弱于阴的话，人体就会偏寒；阳气虚，不足以制阴，就会引起虚寒；阴液亏，不足以制阳，就会引起虚热。

可以说，一个人健康与否，有没有活力，都跟身体中的阴阳有着千丝万缕的关系。身体中物质性的血液、津液属阴，具有温煦功能的气属阳。阳气足，身体就会感到温暖，津液、气血在阳气的推动下，会比较顺畅地流向身体各处，使五脏六腑及身体各处都得到滋养灌溉，身体就会健康。当然，这里的阳气足也是有一定的度的，如果阳气过盛的话，反而会损伤阴液，引起阴虚内热，使阴液不能很好地濡养身体，而出现各种问题。总之，只有阴阳平衡、气血通达，才能拥有一个健康的身体，活得好、活得长。

调理阴阳的方法很多，本书介绍了食疗、运动、穴位按摩等简单易学的各种调养方法。食疗方面，都是日常可以见到、买到的一些食材、药材，制作方法简单，都可以在家自己做；穴位按摩也是按摩一些常见的穴位，自己就可以做到，简单有效。值得提出的是，本书列出了由于阴阳失调引起身体不适的各种常见症状，针对不同，给出具有针对性的调养方法。读者可以对照自己的症状，找出适合自己的方法来治疗调养。

由于中医学所讲的阴阳是一个很大的概念，包括中医的方方面面，编者能力有限，在编写本书的过程中难免有所疏漏；而且中医讲究辨证施治、一人一方，体质不同，调养的方法也应随之调整，如果读者有与书中相似的病症，应该仔细辨证，并去医院咨询相关医生，切不可自己开方用药。对于重大疾病，建议及时接受专业治疗，以免延误病情；对于书中所提出的调养方法，过敏性体质者请根据条件酌情使用。

最后，希望本书能成为您调养身体的枕边书，为您带来健康和好心情！

目 录　Contents

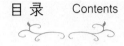

第三章　不同人群对症调阴阳，全家健康无忧

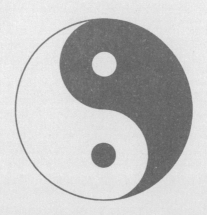

◇ 世间万物都有阴阳，阴阳是万物的生存法则。人也不例外，只有将人体中的阴阳调和平衡了，才能好得好、活得长。

第一章

万病只有一个原因：阴阳不调

正如《黄帝内经》中所说："法于阴阳，和于术数"，这是健康长寿的根本。生命本来是一个相对稳定的状态，而这种稳定就是阴阳平衡。阴阳就像天平上的左右两个砝码，只有砝码的重量相当，天平才能平衡，一旦一方的砝码过轻或过重了，天平就要失衡。阴阳也是一样，一旦阴阳失调了，人体的平衡被打破，人就会生病。所以，要想有一个健康的身体，阴阳平衡是关键。养生就是要通过各种方法来达到阴阳平衡，只有阴阳平衡了，才能健康长寿。

阴阳平衡
才能活得好、活得长

○ 健康长寿的根本："法于阴阳，和于术数"

《黄帝内经·素问》中有这样一段对话："黄帝问岐伯：'余闻上古之人，春秋皆度百岁，而动作不衰；今时之人，年半百而动作皆衰者，时世异耶？人将失之耶？'岐伯答道：'上古之人，其知道者，法于阴阳，和于术数……'"

事实上，"法于阴阳，和于术数"，这八个字就是《黄帝内经》提出的日常养生保健的总原则。在这里，我们先介绍一下何为"阴阳"。经常听到人们说"阴盛阳衰"或者"阴阳调和"，但真正理解阴阳的人很少。其实，阴阳在我国古代是一个哲学概念，是事物相互对立统一的两个方面，是自然界的规律。

"法于阴阳"，就是效法阴阳。阴阳有外在的阴阳和内在的阴阳，外在的阴阳就是宇宙自然的阴阳，内在的阴阳就是人体内的阴阳。两者是相互感应、相互影响的。法于阴阳，是指内在的阴阳要效法外在的阴阳，实际上就是要顺应自然规律、把握生命本质，我们每一个人身上的阴阳与外在阴阳一一感应，阴阳平衡了，就能长寿，就能健康，这是一种天人合一的思想。

中医认为，"阴"代表身体储存的物质，比如血、津液、骨肉，性别中的雌性；而"阳"则代表身体发挥的能量，是可以通过人体表面看到的生命活力，如无形的气、卫阳、火，性别中的雄性等。"阳"的生命活力靠的是"阴"的存储这个内在因素的推动。

"阴阳"的收藏也相当于人体内部的新陈代谢，是吸收和释放的过程。阴的收藏是合成代谢，阳的释放是分解代谢。总结起来就是"阴成形，阳化气"。比如我们吃的食物就属"阴"，食物进入体内被消化吸收，供养生命活动的需求，这就是"阴成形"的过程；而吃饱喝足后会感到精力充沛，整个人显得很有活力，做事的时候思维敏捷、行动迅速，这就是"阳化气"的过程。

所谓"法于阴阳"，就是按照自然界的变化规律而起居生活，如"日出而作，日落而息"，随四季的变化穿衣劳作等。所谓"和于术数"，就是根据正确的养生方法来调养锻炼，如心态要平和、生活要有规律、合理饮食、适量运动、劳逸结合等。

○ 阴阳是万物生存的法则，阴阳平衡才能活得好、活得长

其实，阴阳的原始意义很朴素，所谓山之南、水之北为阳，山之北、水

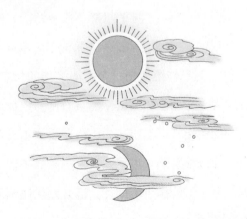

◇ 万事万物都有阴阳，阴阳平衡才能正常运转。

之南为阴。就是面向太阳的一面为阳，背对太阳的一面为阴。后来阴阳从描述具体状态的概念延伸为一个概括性的概念。如容易照到阳光的地方总是温暖、明亮、生命力旺盛，属于阳；反之则属于阴。概括来说，凡是积极的、运动的、热烈的，就属于阳；而消沉的、静止的、冷凝的，就属于阴。

万事万物都有阴阳，人也不例外。如体表和内脏相对，体表在外为阳，内脏在里为阴。内脏之中，位置高的心、肺为阳，位置低的肝、脾、肾为阴。脏与腑相对，脏的功能是收藏、静止，为阴；腑的功能是通达、运动，为阳。阴阳还可以概括人的生理功能。人体的物质基础（血肉筋骨）属阴，而生理功能活动（如心的跳动、肺的呼吸）属阳，二者互相依存，协调运作。生理功能活动（阳）的发生，必然要消耗一定的营养物质（阴）；而营养物质（阴）的吸收，又必须依赖于脏腑的功能活动（阳）。

正常情况下，人体中的各种阴阳之间保持着相对的平衡，如《黄帝内经》所说："阴平阳秘"。阴与阳相互对抗、相互制约和相互排斥，真阴有收敛收藏阴精的作用，能滋养真阳收敛真阳，真阳有生长生发抵御外邪的作用，不让真阴外泄而固束真阴，从而保持身体内阴阳之间的相对的动态平衡，致病因子就无法使你的身体生病。

《素问·生气通天论》中记载："阴平阳秘，精神乃治，阴阳离决，精气乃绝。"阴气平顺，阳气固守，两者互相调节而维持其相对平衡，是进行正常生命活动的基本条件。把身体维持在一个阴阳平衡的状态，就能不生病。但是，一旦由于某种原因，导致了阴阳的平衡被打乱，疾病就发生了。**疾病的实质就是人体内阴阳的失衡。**既然疾病是由阴阳失衡引起的，那么调养身体、治疗疾病就应该围绕调整阴阳来进行，恢复阴阳的平衡与协调。阴阳是一切事物的根本法则，养生、治病也不例外，都必须从调阴阳入手；只有阴阳平衡协调了，才能活得好、活得长。

阴虚原来是这样形成的

阴阳失调会给身体带来很多的危害，影响我们的正常生活和工作。治病要治本，只有搞清楚是哪些原因导致阴阳失调，才能对症施治，从而取得事半功倍的效果。阴阳失调分为阴虚和阳虚，那么我们先看看，引起阴虚的原因主要有哪些呢？

第一，先天不足肾精亏

先天不足是指父母在孕育胎儿时因为体弱或早产等原因，再加上后天营养失调或不足，使小孩先天肾精亏虚、肾阴不足。所以父母在准备要宝宝时就应该做好充足的准备，先将身体调养好再受孕。在怀孕过程中，孕妈妈要特别注意营养的均衡摄入，保持好的心情，为胎儿提供一个好的生长环境。另外，准父母的生育年龄也很重要，年龄过大无论是精子、卵子的质量，还是准妈妈的身体状况都会下降，不利于宝宝的生长。所以，为了宝宝的健康，尽量不要做高龄妈妈。

中华人民共和国国家卫生和计划生育委员会《人口与计划生育法》释义中提到"鼓励适当晚育，是因为晚育不仅对男女青年的学习、工作、家庭、健康都有好处，而且还可以调节生育高峰，控制人口过快增长的速度。当然，晚育不是越晚越好，医学上一般认为，妇女 24 ~ 29 周岁是最佳生育年龄。"最佳生育年龄女性生理与心理均趋成熟，精力充沛，利于孕育胎儿和抚育婴儿。而超过 35 岁就属于高龄产妇了。

哪些原因会造成肾阴虚、肾气不足呢？除了先天不足外，久病伤阴、情志不畅、大悲大喜，邪热久羁、失血、津液不足、房事过度等这些外在的原因，都会引起肾阴亏虚、肾阳失制。

第二，过度劳累伤阴气

过度劳累会使人出汗过多损耗体内的津液，导致津液不足，阴血亏耗。肝肾失去濡养，心神气血不足，从而导致头晕目眩、失眠多梦等阴虚症状。《十药神书》中指出："虚劳之由，因人之壮年……酒色是贪，日夜耽嗜，无有休息……以致肾虚精竭，气力全无。"这些都告诉我们，生活中如果不注意劳逸结合，过度劳累不加以休息和调养，就会损耗大量阴血，造成阴虚，各种疾病就会不请自来。

第三，肥甘厚腻伤阴气

过量饮酒会使体内产生燥热，从而损耗阴液。此外，饮食不洁不仅会

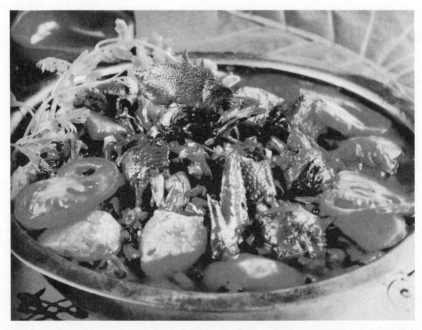

◇ 火锅中的食物一般都肥甘厚腻，还是少吃为好。

引起腹泻、呕吐等疾病，还会使阴液亏损；饮食不节、过食辛辣、肥甘厚腻的食物或暴饮暴食，则会损伤脾胃，内热积滞，伤阴耗气从而引发胃脘隐痛、干呕、心烦气躁、手足心热等阴虚症状。

第四，外邪入侵伤阴气

中医认为，风为百病之长。风邪入侵体内就会导致阴阳失调。风邪既伤阳又耗阴，而且风邪入侵的时候往往夹杂着其他邪气，如风热、风湿、风燥等，结果就会损伤体内的阴气。如果风燥侵入体内，就容易损耗阴津，灼伤肺阴，从而引起口干舌燥、干咳少痰等症状。如果暑气侵入人体，则会因出汗过多而损伤阴液，从而引发心烦口渴、尿少赤黄等阴虚症状。

第五，房事过度耗阴气

有规律、有节制的性生活有益于身心健康，但如果纵欲过度则会对身体造成很大的损害。性生活过于频繁，对男人、女人来说，都可能导致肾精亏耗，并出现种种肾阴不足的表现，如腰膝酸软、盗汗口干、头晕耳鸣、失眠多梦、五心烦热、遗精早泄等。

第六，外伤耗血损阴津

外伤包括烧伤以及灼伤，机械、暴力导致的外部损伤。这些外伤都会因出血损耗阴津而导致阴虚。其中烧伤、烫伤还可能导致火热内攻，津液蒸发或渗出，损耗阴津，从而造成阴虚。

第七，情志过用伤阴气

中医认为，喜、怒、忧、思、悲、恐、惊为七情，七情各有脏腑所归。《灵枢·百病始生篇》指出："喜怒不节则伤脏。"过喜过怒不仅伤肝，还伤脾和肺。当人长期处于忧思之中，就会伤脾。因为"脾在志为思"，也就是说，人的思虑等情志活动与脾密切相关。过度思虑会导致脾阴不足，并影响其他脏腑的功能。

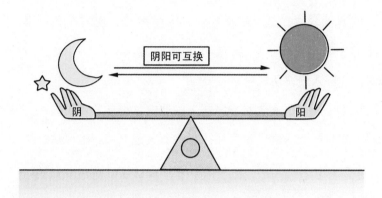

阴阳可互换

阴　阳

◇ 人体内的阴阳平衡，才能让身体保持健康状态，阴阳任何一方虚弱，都会造成身体出现疾病，人体的阴阳是可以互相转换的。日常生活中，保持阴阳平衡，才是真正不生病的智慧。

当脾阴不足时，经常表现为口干、没有食欲、上腹胀满、心烦意乱等。肝主藏血，主要负责疏泄的工作，如果情绪过于激动就会损伤肝阴。肝阴不足不能制约肝阳，阴阳失衡，阴虚阳亢时就会出现头晕目眩、耳鸣耳聋、面红耳赤等症状。过于悲伤则会导致肺气郁结。郁而化热，热则伤津，引起肺阴不足。肺阴不足就会出现干咳气喘、潮热盗汗、声音嘶哑等症状。此外，要注意在日常生活中对情绪的管控。因为情绪过于激动，可致使心火亢盛，而心火会耗伤阴液，导致阴虚，出现心悸、失眠等症状。

阴虚的九大典型症状，
测测你是否阴虚了

阴虚通常表现在哪些方面呢？出现了哪些症状说明你阴虚了？如果有下面的九大症状，说明你很可能阴虚了，测一测你占了几条。

第一，五心烦热

所谓五心烦热，是指两手心、两脚心及心胸烦热。特别是入夜后觉得手心、脚心像有团火似的燥热，手足喜欢放在被褥的外面。这都是典型的阴虚症状，是由身体阴虚火旺、心血不足或外感热病伤阴、虚热内生引起的。

第二，口干口渴

口干口渴、喉咙干涩，尤其夜间为主，喝水却不能明显缓解口干症状。这是因为体内虚火旺，阴液损耗过大，难以满足机体的需要。这时候需要通过滋阴清虚热治疗，才能从根本上解决口干口渴的问题。

第三，午后烦躁

每到下午三四点钟就心情烦躁，易冲动，脸颊潮热。这其实也是一种阴虚的表现。从中医天人相应的角度来解释，下午 1 ~ 4 点是自然界阳气最盛的阶段。如果这个时候身体里的阴气不足以制约阳气，虚阳上浮，人就会显得过于"亢奋"。

第四，盗汗

盗汗多为阴虚所致。当储存在人体内的精气不足，体质下降的时候；或阴虚内热，迫使汗液外泄，就会导致盗汗。"汗为心液"，如果长期盗汗不止，必然会严重损耗心阴。在调理上应以养阴清热为主。

第五，舌红、无舌苔或舌苔少

阴虚的信号有舌色较红，舌面光滑，没有舌苔或舌苔很少，口内缺少津液、干燥，或出现舌苔剥脱，俗称"地图舌"。剥苔范围的大小，多与气阴或气血不足程度有关；剥脱部位，多与舌面脏腑分布相应。如舌苔前剥，多为肺阴不足；舌苔中剥，多为胃阴不足；舌苔根剥，多为肾阴枯竭。而舌色红绛光如镜面者，为胃阴枯竭，胃乏生气之兆，属阴虚重证。无论什么病，凡是出现这种舌象，都是体内阴液不足、津液被严重耗损的表现。舌面光滑呈绛红色为热盛伤阴，舌面光滑呈淡红色为气阴两伤的表现。如果舌面上有裂纹，多因精血亏损、津液耗伤、舌体失养所致。此外，少数人有先天性舌裂，其裂纹中多有舌苔覆盖，身体无其他不适，不需要治疗。

第六，眼睛干涩

中医认为，"肝开窍于目"。人的眼睛主要依赖于肝的阴血滋养。如果肝肾阴液亏虚，就会导致眼睛干涩，严重的甚至害怕见光，双眼频繁眨动，眼中有红血丝等。这是肝肾阴虚的表现，应该从滋养肝肾着手。

第七，身体消瘦

脾胃主肌肉四肢，肺主一身之皮毛，肝主筋脉，肾主水。若脾、肺、肝、肾同时阴虚，就会出现身体消瘦、皮毛干枯的症状。如果在消瘦的同时，伴有潮热盗汗、口干口渴、皮肤干燥、大便干结、小便赤短等症状，这就是阴虚了。

第八，便秘

由于阴虚导致阴阳失衡、内热过盛，使得能够起到濡润作用的津液减少，从而影响到消化系统，特别是大肠的蠕动运化功能。这就好比水中行舟，水少了，船就会搁浅，如果体内没有足够的津液，必然会出现大便干燥，时间长了就会形成便秘。

第九，头发干枯、脱发

肝藏血，发为血之余；肾藏精而荣于发。如果肝肾不足，阴血亏虚，精血不能濡养毛发，就会出现头发干枯、脱发的现象。

这些事儿让你阳气不足

《素问·生气通天论》中说："阳气者，若天与日，失其所则折寿而不彰，故天运当以日光明"。阳气是生命的主导，若阳气不固，人就会折寿，甚至夭亡。上一节讲到了哪些原因会损伤阴气，导致阴气不足。那么又是哪些原因会损伤阳气，引起阳气不足呢？

第一，先天不足阳气亏

先天不足可追溯到胎儿时期。如果胎儿在母腹中由于某些原因致使肾气不足，那么孩子出生后就可能体质虚弱，并出现五软（头颈、口、手、足、肌肉软弱无力）、五迟（立迟、行迟、齿迟、发迟、语迟）等现象。如果先天元气不足，后天又没有及时补充，阳气就会更加虚弱，容易出现怕冷畏寒或容易感冒等情况。**中医认为，肾为先天之本，脾为后天之本**。在后天调养上，应先从调理脾胃入手；只有消化系统正常了，才能使补充的营养被身体吸收，使阳气逐渐升上来。

第二，后天过劳损阳气

劳累过度会损耗人体内大量的精气。体内阳气消耗过大，气耗则气虚，而阳虚往往是从气虚发展而来的，是气虚的严重状态。

第三，久病、大病耗阳气

疾病是十分损耗体力的，而体力的产生需要以充足的阳气为保证。大病、久病、女性长期月经量过多或其他原因导致失血过多，以及肠胃疾病导致脾胃虚弱，都可能因气血生化不足而引起阳虚。

第四，风、寒、湿邪耗阳气

风、寒、湿这些外邪侵入我们的身体，极易损伤阳气。中医认为，"风为阳邪，伤人阴气"；风邪侵入人体，使肌肤开闭失常，营卫失守。但凡身体虚弱的人，不仅容易出汗伤阴津；而且身体中的气随着汗排出体外，也极易伤阳，导致阳虚。当风邪侵入人体时，如果兼有寒邪、湿邪，就更容易损伤阳气，导致阳虚。寒邪侵入人体，使阳气受损，导致其温煦功能减弱，从而使得人体脏腑的功能减退。湿邪侵入人体时，使脾阳受损，导致脾气的运化功能减退，使得体内水湿聚集，易出现腹泻、水肿等阳虚的症状。

第五，过食寒凉伤阳气

偏爱生冷食品，是造成现代人阳虚的一大原因。很多人贪凉，在夏天甚至寒冷的季节吃大量的冷饮，损伤阳气，导致阳虚损伤脾阳，引起食欲不振、大便溏稀等症状。另外，大部分水果都性偏阴凉，阳气不足的人食用水果不加节制，也会造成阳虚。

第六，夜生活过多损阳气

日出而作，日落而息，是最符合自然规律的生活方式。但随着现代人生活节奏的加快，压力的增加，经常加班加点、晚上聚会豪饮等，造就了一批"夜猫子"。这种情况导致了阳气在夜间不能正常收藏，身体得不到充分的休息，时间长了就会损耗阳气，形成阳虚。

第七，情志失调损耗阳气

喜、怒、忧、思、悲、恐、惊七情影响着阴阳的平衡。大怒大悲都会伤神伤气。而神和气的形成与体内的阳气紧密相关。有句俗话"吓得屁滚尿流"，为什么会这样呢？因为惊恐易伤肾，人处于极度恐惧的状态，肾阳往往会受到损伤，导致肾气不足，出现遗精、大小便失禁等症状。忧思过度会损伤脾阳之气，脾气伤则会导致中焦气结、水谷不化、腐化不利，出现便溏、腹泻等症状。

阳虚的九大典型症状，
测测你是否阳虚了

阳虚了，就会引发各种不适，那么阳虚表现在哪些方面呢？出现了哪些症状说明你阳虚了？下面的九大症状，说明你很可能阳虚了，测一测你占了几条。

第一，畏寒怕冷

中医认为，"阳虚生外寒"。因为身体内热不足，抵御不了外界的寒冷，而使身体出现畏寒怕冷的情况。人体中的阳气犹如自然界中的太阳，阳气不足则体内的环境就处于一种"寒冷"的状态。人体阳气衰微，使气血循环不畅，代谢功能减慢；整个身体由于气血不足，产生的热量减少，不能温暖肌肉以抵抗外来寒邪的侵袭，所以，人就会感觉特别怕冷。

第二，精神不振

精神萎靡不振是由于体内阳气不足，机体的生命活动衰退，身体困顿，没有精神，干什么都没有兴趣，缺乏动力，懒于思考，无所事事，生活懒散。还会产生失眠、头痛、没有食欲、消化不良等症状。

第三，五更泄泻

五更就是凌晨 3～5 点。经常见到一些人总是在天还没有亮的 3～5 点出现拉肚子的情况，中医称之为"五更泻"。这种现象是阳虚的表现。凌晨 3～5 点是自然界从阴气最盛到阳气开始萌发的阴阳转化时段，阳虚的人在这段时间经常会出现拉肚子的情况。这主要是因为肾阳虚，命门火衰，不能温养脾胃，就好比烧火做饭，在正常情况下柴火充足（阳气充足），能做到饭熟菜香，这样能吃、能消化、能吸收；如果没有火源（人体阳虚了），做饭熟不了也就不能吸收，所以会导致腹痛腹泻。这类人群，在平时的饮食中应适当补充一些驱寒、补肾阳的食物，如羊肉、枸杞、韭菜、生姜、辣椒等，能在一定程度上缓解五更泄泻。

第四，性欲减退

性欲减退或性冷淡往往也是身体阳虚的信号。我们知道，肾阳是激发性冲动的原始动力，也就是说，一个人的性欲从根本上说取决于肾阳的充足与否。当肾阳出现亏损或不足时，往往会出现性欲减退。

第五，小腹冷痛

引起小腹冷痛的原因很多，其中包括体内阳气不足。肾阳不足，小腹失于温煦，会出现小腹坠胀、疼痛，男子精液清冷、小便清长，女子白带多、痛经、月经失调，舌苔白薄多津等症状。现在很多人特别爱喝冷饮或者贪图凉快，将空调温度调得很低，冬天也穿很薄的衣服，这些习惯都易使寒冷邪气侵入人体导致阳气减弱，尤其是女性，引发宫寒，导致小腹冷痛。

第六，胃脘寒冷

生活中患有胃寒的人很多，这主要是由于脾阳虚衰，或过食生冷食物，或不注意保暖，而使阴寒凝滞在胃腑导致的。其症状常常表现为因为天气变冷，或吃了较为寒凉的食物而引发疼痛。疼痛时伴有胃部寒凉感，喝一些热水或者穿厚一些或用暖宝宝热敷，胃部疼痛感就会减轻。

第七，腹冷便秘

人们总是把便秘和阳虚火旺联系在一起，认为只有阴虚的人才会便秘。殊不知，因为脾肾阳虚，阴寒凝结，运化无力，也会导致便秘。其主要症状是大便坚实、腹中冷痛、喜热恶寒、小便清长、四肢不温、舌胖苔白、脉细无力等。

第八，自汗不止

自汗是指白天无明显诱因而时时汗出，不是因为天气炎热或服用发汗药或其他刺激因素而经常出汗的现象。**中医认为，自汗多阳虚，盗汗多阴虚。**自汗是因为体内阳气虚弱，中医认为气有固摄作用，指阳气对血、津液等液态物质的稳固、统摄，以防止无故流失的作用。阳气不足，不能发挥正常的生理功能，不能固摄津液保护体内津液不外泄的屏障出了问题，就像装水的容器有了小裂纹，津液外漏了就表现为出汗，致使津液外泄，常伴有疲倦乏力、气短、畏寒等阳虚的症状。

第九，小便清长、腰膝冷痛

中医认为，肾阳不足、气化不利、水液不得蒸腾，小便就会清冷而长或小便频繁。肾为腰之府，主骨生髓，肾阳不足、卫外不固，风寒就容易侵入腰膝，就会出现腰酸背痛、腰膝冷痛的情况。

过寒过热都会生病：
阳盛则热，阴盛则寒

中医认为，疾病的发生、发展过程，就是体内的正气与邪气相抗争，各有胜负的过程。这一过程可以用阴阳不调来解释。所谓阴阳不调，是指体内的阴阳不能达到平衡的状态。

阳虚则寒，阴虚则热。如果阴阳一方低于正常水平，而另一方保持正常水平，身体就会表现出虚证。阴气不足则会阴虚生内热；阳气不足则会阳虚生外寒；阴阳双方都有不同程度的不足，则虚寒、虚热同时出现或出现阴阳两虚。

○ 阳盛则热，阴盛则寒

阳盛指的是阳邪过盛，导致机体机能亢奋，体内阳气过多的一种情况。阳气主动，一般是上升而温热的，所以阳气偏盛的时候机体常处于活动亢奋、代谢亢进、热量过剩的状态，一般表现为口渴、发热、脉搏跳动快等症状。阴盛是指阴邪过盛，导致机体的机能受到阻碍，体内阴气过多的一种情况。阴盛多由外感风邪湿寒，或过食生冷，造成体内寒湿过多，阳气不能温煦阴气，从而引起阴寒内盛。阴盛一般表现为手足发冷畏寒、脉搏跳动慢等症状。

"善补阳者，必于阴中求阳，则阳得阴助而生化无穷；善补阴者，必于阳中求阴，则阴得阳胜而泉源不竭。"在很多情况下，阳亢或阴盛是相对的。因此，要想保持身体健康不生病，就要保持体内阴阳的平衡。一个人身体的各个方面只有保持恰到好处的平衡，生命才会有活力，生理功能才会好。

○ 调阴阳的方法：寒则温之，热则寒之

一个人感觉不舒服时，常常会想："我是不是受寒了？""我是不是上火了？"确实是，体内有了寒会生病；同样，体内有了热也会生病。体内有了寒邪，调理的方法就是寒则温之；体内有了热，相对应的调理方法就是热则寒之。

人很容易受寒，寒冷的季节或者夏季开空调温度过低，容易感受风寒；在凉水里戏耍久了，脚部受凉了，下肢就容易受寒；喝多了冷饮，吃多了生冷的食物，自个儿把寒邪灌进了身体，肚子就会受寒疼痛；穿得太少或晚上盖得太薄受凉了，胃脘就容易受寒。人被寒邪伤到脾胃后，一般都会肚子疼或胃疼，同时还会出现上吐下泻的情况。经常能看到年轻的姑娘们，在早春或晚秋时节穿露脐衫，腹背都露在外面，这样会非常容易致使宫寒。姜是一种非常好的食疗材料，生姜可以发散风寒，感冒轻症用生姜煎汤，加红糖乘热服用；干姜可以温脾胃之阳而除里寒，脾胃虚寒导致的呕吐泄泻、脘腹冷痛，可以用干姜煎汤，或者熬粥、炒菜等；也可以用生姜做穴位贴敷。此外，针对脾胃虚寒可以用附子理中丸来调理。附子是中药里热性很强的药材，不仅能驱散脾胃至寒，而且温补肾阳的能力也很强。**但是附子是有毒性的，需要在医生的指导下服用。**

接下来以鼻炎为例子，具体介绍一下调阴阳的方法。之所以以鼻炎为例，是因为鼻炎一开始大部分是寒邪导致的；但时间长了，它就会入里化

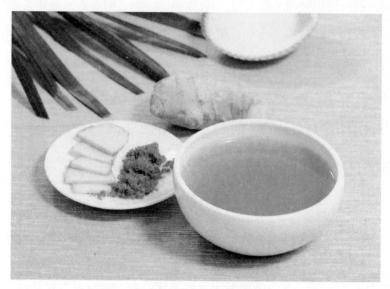

◇ 生姜可以发散风寒，用生姜煎汤加红糖乘热服下，可用于感冒轻症。

热。也就是说鼻炎有两种情况：体内有寒或体内有热。有意思的是，有时候寒邪在身体里停留很久也不化热，这种寒邪与人体正气共存的情况，往往是因为人体正气不足，不能将寒邪驱散出去。本来正气和外邪还能够维持平衡，但随着天气转凉，正气往往抵御不了外寒，于是鼻涕横流、喷嚏不断。

鼻炎是身体阴阳失调造成的气机升降失调。如果鼻炎患者流出的鼻涕是清的，说明他体内处于寒的状态，也就是阳气不足，此时可以选用辛温的中药，将寒邪祛除出去，寒邪没有了，阳气自然就可以恢复；如果鼻涕是黄色的，说明体内有热，也就是邪气过盛了，使体内的阴液受到了损耗，阴气不足了，针对这种情况，可以选用具有清热解毒功效的中药，将体内的热邪驱散出去，这样体内的阴阳就又回到了平衡的状态。

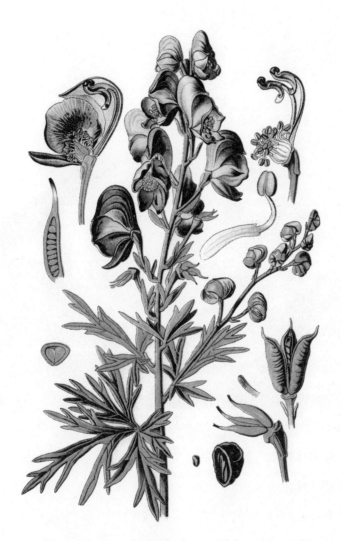

◇附子性热、味辛甘、有毒，具有补火助阳、散寒止痛的作用。

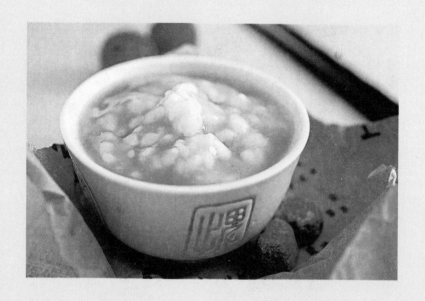

第二章

从头到脚调阴阳

阴阳一失调，身体就生病。我们平时常见的一些病症，都是阴阳失调惹的祸。比如头晕目眩，总是感觉眼睛干干的、胀疼疲劳，动不动就长口疮，总是感觉胸闷、心口疼，等等，这些都是阴阳失调的结果。只要将阴阳调和好了，这些病症自然就没有了。接下来我们就一起来看看怎样从头到脚通过平衡阴阳来调理各种病症。

头晕目眩很难受，
弄清原因才能对症调养

　　很多人经常会有这样的感觉：头晕晕的，眼前的东西好像在旋转，不敢走路，走一步好像就要摔倒，这时候人们就会说感觉头晕目眩的。这种头晕往往是一过性的，晕一下，很快又不晕了，所以很多人并不把这当回事，其实出现了这种症状，就表示你的身体已经出现了问题；不及时解决，往往会引起更严重的疾病。

　　头晕在中医里称为"眩晕"，其实"眩"和"晕"是两种不同的症状。总感觉眼前的东西在旋转，好像坐在船上或车上晃动一样，中医称为"如坐舟船"，称之为"眩"；如果只是感觉头晕晕的，就称之为"晕"。现实中因为这两种症状经常同时出现，人们很难区分，所以统称为"头晕目眩"。

○ 肝风、痰湿、气血虚弱，弄清原因才能对症下药

　　头晕目眩是由哪些原因引起的呢？从中医方面来讲，主要分虚和实两个方面。中医里有一个比较有名的关于眩晕的论述："无风不作眩，无痰不作眩，无虚不作眩。"即引起眩晕的原因主要是肝风肝火、痰湿与身体、气血虚弱这三方面。

　　"无风不作眩"，这种眩晕主要是由肝风肝火引起的。如果肝火比较旺盛，或者肝肾不足的时候，阴液亏虚，不能制约肝阳，导致肝风内动，风邪

上扰头目，中医说风胜则动，是说风有动摇不定的特点，人们就会感到头晕目眩，并伴随着头痛、脾气暴躁这些症状，而且眩晕症状一般比较严重。

"无痰不作眩"，这种眩晕是由痰湿瘀滞引起的。体内痰湿过重，影响了气血津液的流通，清气不升，浊气不降，瘀滞在头部，自然会感到头晕。只不过这种头晕不像"肝风"引起的头晕那么厉害，它总是让人感觉昏昏沉沉的，头脑不清楚，好像蒙了一层东西。

"无虚不作眩"常见于老年人和气血虚弱的人身上。身体虚弱了，各种毛病经常会找上门，头晕目眩也不例外，这种眩晕主要表现为头脑不清醒，尤其是一活动、劳累的时候就晕得厉害，这主要是因气血不足、肾亏引起的。中医认为，头是"清阳之腑"，就跟咱们的天空一样，必须是很轻灵的。重的东西往下走，轻的东西往上走。由于气血虚弱，清阳不能上升，而浊阴就不能下降，邪气占据清窍，大脑不能得到濡养，而产生眩晕。就像在自然界，太阳不出来，阴霾遮蔽天空，就会昏暗一片。

另外，临床上的眩晕还有两种比较常见的情况。这两种情况主要是由不良的日常习惯和心理情绪引起的。

一种常见于比较年轻的人群。这一人群长时间面对电脑、手机等电子产品。长时间一个姿势盯着这些电子产品，时间长了颈椎局部的肌肉就会特别紧张，而且骨位会有一些错位，时间长了就会时不时感到头晕眼花、头脑不清楚。这种情况就要尽量避免久坐、久视等，每隔一小时，站起来喝点儿水、走动走动、看看远方，眩晕的症状就会减轻甚至消失。而且研究表明，长时间使用电脑、手机等电子产品，对人的大脑结构和功能都会有一定影响，所以适时地从电子产品中摆脱出来，多运动，多亲近大自然，很多小毛病都会不药自愈。

另一种头晕症状常见于中年人之中。这些人总是觉得头晕，但检查了一圈以后也没有发现什么问题。这种情况西医经常会开一些抗抑郁、抗焦虑的药，吃完后效果很好。但有些人吃药后感觉很好，停吃后头晕又会加重，这可能跟心理因素有关。最重要的是保持愉悦、轻松的心情；心态好了，症状就会减轻。

○ 肝风用天麻，痰湿用薏米，对症调养才有效

弄清了原因才能对症下药，盲目治疗、调养往往让情况越来越糟。针对肝风肝火过盛引起的头晕目眩，应以平肝息风为主，天麻是不错的选择。天麻又名"定风草"，性平味甘，具有息风止痉、平抑肝阳、祛风、定惊、通络的功效，对治疗头晕目眩、手脚麻木效果明显。平时在炖汤的时候可以放入少量的天麻，能起到缓解头晕目眩的作用。但**天麻有一定的毒副作用，切记不可过量食用**。另外，经常按一按太阳穴和太冲穴也能起到很好的缓解作用。

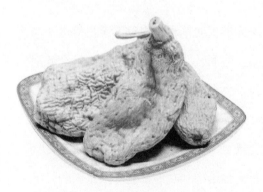

✧ 天麻，又名"定风草"，性平味甘，具有息风止痉、平抑肝阳、祛风、定惊、通络的功效，对治疗因肝风引起的头晕目眩、手脚麻木效果明显。

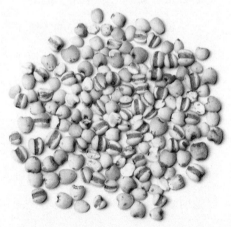

✧ 薏米，性凉味甘，具有清热利湿、除风湿的作用。

　　至于痰湿引起的眩晕，运动是很好的治疗缓解办法。身体内有痰湿就容易产生瘀堵，气血供应不上去就会头晕。跑步、打球等适当的运动能帮助把体内的湿气排出体外；痰湿没有了，瘀堵也就清除了。食疗的话，平时可以吃一些茯苓、薏米等具有健脾祛湿作用的药膳，比如薏米茯苓粥。薏米性寒，配以茯苓就会比较平和，不会伤及脾胃；另外还可以加一些陈皮（鲜橘子皮更好），具有健胃化痰的功效。

　　由于身体虚弱引起的眩晕则应该从补气血，滋肝肾入手，平时可以吃一些归脾丸、左归丸、六味地黄丸之类的中成药；或者山药、龙眼肉、枸杞、芝麻、黑豆等养气血、补肝肾的食物，但见效比较慢，需要长期滋补。

Tips　　中医古籍这样说

　　《素问·至真要大论》认为："诸风掉眩，皆属于肝"，指出了眩晕与肝风内动关系密切。

　　《丹溪心法·头眩》说："头眩，痰挟气虚并火，治痰为主，挟补气药及降火药。无痰不作眩，痰因火动，又有湿痰者，有火痰者。"

　　《灵枢·口问》说："上气不足，脑为之不满，耳为之苦鸣，头为之苦倾，目为之眩。"《灵枢·海论》认为"脑为髓海"，而"髓海不足，则脑转耳鸣"，论述了眩晕与虚的关系，髓海不足，不能濡养头目而出现眩晕。

头痛欲裂，
穴位按摩来缓解

头痛，可以说每个人都经历过。有些头痛是短期的，可能两三天就好了；有些头痛则是长期反复的，不知道什么时候就发作了，疼起来很痛苦，影响生活质量。然而，不管是长期的还是短期的，头痛起来都非常难受，还会伴有头晕、恶心等症状。

每个人都经历过的头痛，你知道是怎么引起的吗？

如果出现了突发的剧烈性头痛或者头痛长期反复发作，就要去医院做相应的头部检查了，看头部有没有出血、肿瘤等器质性病变；尤其是突发的剧烈性头痛，可能会危及生命。

中医把头痛分成两种：一种是外感头痛，一种是内伤头痛。所谓外感头痛就是头部受到外部的邪气入侵所产生的头痛，包括风热头痛、风寒头痛和风湿头痛三种，主要是外界的寒湿或者风热侵入体内引起的。比如感冒引起的头痛，就属于外感头痛。外感性头痛一般发病比较急，时间也比较短，治疗调养主要以驱邪为主；体内的邪气被驱走了，头痛也就消失了。

内伤头痛一般疼痛时间比较长，而且反反复复不容易好。内伤头痛主要由以下三个原因引起：一是肝火旺、肝阳上亢，这种情况经常出现在脾气比较暴躁、性子急、爱发脾气的人身上。一发脾气就头痛，有时候还会头痛欲裂，这就是怒伤肝，导致肝阳上亢引起的头痛。二是由于气虚、血虚、肾虚等身体虚弱引起的头痛，这种头痛疼得并不是特别厉害，但总是隐隐约约地感到头痛，反反复复总也不好，这主要是本身体弱，气血不能很好地濡养头部引起的，尤其是劳累时容易犯病。第三种就是痰浊和瘀血引起的头痛。痰浊头痛多觉得头部昏昏沉沉，有重坠感；而瘀血头痛经常是固定在头部某一个部位疼痛，而且疼的时间比较久。中医认为"久病入络"，头痛日久，邪气深入络脉，就不容易去除了。

在临床上还有一种常见的头痛，就是总是头部的一侧感到疼痛，有时候是左侧，有时候是右侧，而且反复发作。西医管这种头痛叫作偏头痛，中医则称为头风。这种头痛，有些人发病前有眼前闪光等先兆症状，疼痛发作时可感觉血管在跳动，还伴有恶心呕吐等症状。《三国演义》中的曹操就患有头风，现代医学推测他患"偏头痛"的可能性很大，但也不能排除颅内肿瘤、血管畸形。神医华佗想把他的脑袋劈开进行治疗，也就是现在的开颅手术，但曹操因为多疑拒绝了。当然并不是所有的这种头痛都像曹操那样严重，大部分外感引起的头痛或者内伤引起的头痛，对症进行治疗调养，一般都能得到比较好的控制。

有些女孩子经常会有这样的经历，明明没感冒，却在月经来的前一天开始头疼，经期又不敢吃药，等到经期结束之后，头痛又消失了。这种只在经期出现头疼的症状称为经期头痛，发作时先是头颅一侧感到刺痛，然后蔓延到整个头部；有时只是单侧偏头痛，有时候痛经和经期头痛一起来，真是雪上加霜，什么事情都做不了。

女性在月经期会出现激素的波动，血清中的雌二醇浓度降低，引起血管张力的变化，一些对此敏感的女性就会头痛。若是在经期喝了一些含咖啡因和酒精的饮料，如咖啡、可乐、浓茶、高浓度白酒等，也会引起血管扩张，导致经期偏头痛。但是，这些食物只是容易诱发头痛，并不是直接导致头痛的原因。而有些女性在经期并没有吃过这些东西，依然感到头疼，这又是为什么呢?

从中医的角度看,经期头痛主要有两个方面的原因:一个是肝郁,一个是血虚。肝郁就是肝火旺盛,血热,肝气上逆。像来例假之前情绪比较易怒易烦躁,这就是肝郁引起的:情绪异常加上睡眠不好,导致火气上扰于脑,以致头晕头痛。这种类型的经期头痛通常有胀痛感,而且在月经前或者来月经第一天就开始疼了。血虚就是气血不足,血不养精,脑失所养,就会头痛。但这种类型的疼痛相对温和,不是刺痛,并且通常是后脑勺疼,用手按摩会减轻痛感,并且一般发生在月经量多的时候。

既然我们已经弄清楚经期头痛的原因,那就可以对症下药了。当治疗由于肝郁引起的经期头痛时,柴胡可以取得很好的效果。柴胡性微寒,味苦、辛,归肝经、胆经,具有疏肝利胆、疏气解郁、散火的功效,主治腹部胃肠结气、寒热邪气、虚劳发热、骨节烦热等,久服可除伤寒、胃中烦热、痰热结实、胸中邪气,对治疗经期头痛有奇效。

因肝郁而导致经期头痛的女性,可取柴胡、荆芥穗、丹参、薄荷各6克,经前五天煎水代茶饮,此法长期坚持下来能很好地缓解经期头痛的症状。

当治疗由血虚引起的经期头疼时,川芎就当仁不让了。《神农本草经》中记载,川芎"主中风入脑头痛,寒痹,筋脉缓急,金疮,妇人血闭无子。"川芎是妇科要药,能活血调经,可用于治疗多种妇科疾病,如血瘀经闭、痛经等,又能很好地活血顺气。

因血虚而引起经期头痛的女性,可将当归、川芎、白芷以3∶2∶1的比例打粉,用温开水冲服,每天两次,每次6～9克(大约一汤勺),经前一周开始服用,这样就能缓解头痛了。**但要注意,经期量多时不宜服用。**

长期经期头痛的人,甚至在月经干净后仍持续头痛,或者头痛剧烈影响到工作和生活了,就应去医院就诊,明确是否有器质性病变,以免贻误病情。

○ 弄清楚原因，拒绝头痛医头、脚痛医脚

头痛引起的原因不同，解决方法就会不同。如果不辨原因，只一味地头痛医头、脚痛医脚，不但不能减轻疼痛，还会让情况越来越糟。日常生活中比较常见的头痛还是脾气暴躁、肝阳上亢引起的头痛，因此就要学会控制情绪，同时去肝火。修身养性、控制情绪是根本，平时要注意培养自己的业余爱好，如养花养鱼、书法绘画、唱歌跳舞等，减少不良情绪。如果控制不住情绪，这次通过去肝火减轻了头痛，下次发脾气还会引起肝火旺头痛。去肝火的话不妨试试菊花和决明子，二者都具有散风清热、降肝火的作用，可以拿来泡水喝代茶饮；但二者都性微寒，脾胃虚弱者不宜食用。

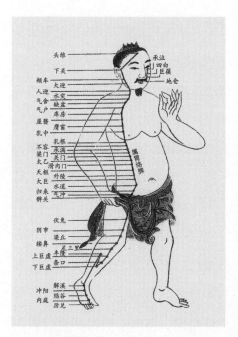

◇ 足阳明胃经，在体表起于迎香穴，下行止于第二趾端，可治疗头面五官疾病、肠胃疾病等经脉循行部位疾病。

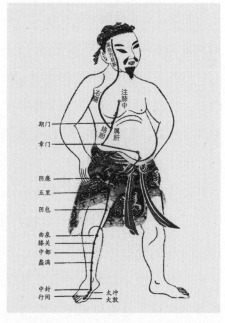

◇ 肝经，在体表起于大趾，沿下肢内侧上行，经腹部，止于胸部侧面。

如果是因气血虚弱等体虚而引起的头痛，就应该从益气补血等方面来调养了。如果是痰瘀血滞引起的头痛，就需要活血化瘀通经络了。在疏通经络方面，蝎子、蜈蚣、蚯蚓这些虫类有比较好的效果，但这些虫类都有小毒，不建议个人随便使用。尤其是有些人会用蛇、蜈蚣之类的泡酒，用的时间长了，就可能会中毒，最好咨询医生后再使用。

另外穴位按摩也是缓解头痛很好的办法。根据头痛的部位来判断它属于哪一条经络，再通过按摩相应经络穴位的方法来治疗缓解头痛。比如前额的疼属于足阳明胃经，前额疼的时候就可以按摩胃经上的一些穴位或者敲打胃经来缓解疼痛。两侧太阳穴的疼痛属于胆经，肝经和胆经表里相合，我们常说肝胆相照，可见肝胆关系的密切，可以通过拍打肝经、胆经来缓解疼痛。

此外，日常保健中要避免受风寒。很多人习惯晚上洗完澡以后湿着头发就睡觉了，人体在睡眠时体抗力下降，中医说卫气相当于人体的卫兵，白天行于体表，有抗御外邪的作用，晚上则进入体内五脏等，这时候皮肤腠理疏松，防御力量减弱，容易受外邪侵入而得病，所以时间一长，很容易有风寒邪气侵袭，造成头痛。有的人甚至到了冬天非常怕风，必须戴帽子才能出门。所以一定要在睡觉前把头发吹干。另外，坐车的时候也要注意不要直对着开着的车窗，尤其是天气寒冷的时候，这样容易受风寒。

受风寒引起的头痛，可以拍打膀胱经或刮痧。足太阳膀胱经运行在人体后背部的脊柱两侧，主一身之表，有抵抗外邪侵袭的作用。昆仑穴属于膀胱经，在足部外踝后方，外踝尖与跟腱之间的凹陷处，是治疗头痛的重要穴位。这也体现了人们常说的头痛医脚，其实是有经络运行的内在机制的。

此外，可以按摩风池穴。风池穴属于胆经，在枕骨之下，胸锁乳突肌与斜方肌上端之间的凹陷处。因为中医认为风为阳邪，风邪性质轻扬上浮，容易侵袭头部，而这个穴位是风邪蓄积之所，故名叫风池，按摩风池穴有祛风的作用。

Tips　　　　中医古籍这样说

　　《普济方》说："气血俱虚，风邪伤于阳经，人于脑中，则令人头痛。"说明头痛与外感、内伤均有关系。

　　《冷庐医话·头痛》中："头痛属太阳者，自脑后上至巅顶，其痛连项；属阳明者，上连目珠，痛在额前；属少阳者，上至两角，痛在头角。以太阳经行身之后，阳明经行身之前，少阳经行身之侧。厥阴之脉，会于巅顶，故头痛在巅顶；太阴、少阴二经，虽不上头，然痰与气逆壅于膈，头上气不得畅而亦痛。"论述了头痛的部位与经络的关系。辨疼痛部位有助于分析病因及脏腑经络。一般气血、肝肾阴虚者，多以全头作痛；阳亢者痛在枕部，多连颈肌；寒厥者痛在巅顶；肝火者痛在两颞。就经络而言，前部为阳明经，后部为太阳经，两侧为少阳经，巅顶为厥阴经。

头发早早就白了，
不是因为你老了，而是因为想太多

明明才三十几岁，怎么就有了白头发，而且有越长越多的趋势。看着一根根冒出来的白头发，心里一阵阵地发虚，是自己老了吗，还是身体出了其他毛病？确实，现在很多人，年纪轻轻的就有了白头发，让人苦恼不已，这究竟是什么原因呢？

○ 要想头发乌黑亮丽，养好肝和肾

从大的方面来说产生白发的原因主要有两个方面：一个是遗传原因。这主要跟家族遗传有关，爸爸是少白头，儿子也是少白头，这就是遗传了爸爸的基因。这种由于遗传引起的头发早白，一般比较难得到治疗，同时对身体也没有太大的损害，不必有太大的思想负担。另一个就是人体的自然衰老。随着年龄的增长，人体的各个器官也在发生变化，这是人体的自然变化，无需太过在意。

然而排除遗传和人体自然衰老这两方面的原因，如果在头发本该浓密乌黑的青壮年时期却长出了一根根的白发，并且有越长越多的趋势，多半是身体出了问题，就要引起注意了。中医认为，头发早白跟肝肾亏虚有密切的关系。血热、肾气、肾精亏虚、气血衰弱都是造成白发的原因。头发的营养来源于血，如果头发变白或脱落，多半是因为肝血不足，肾气、肾精亏虚。"肝主藏血，发为血之余"，"肾主藏精，其华在发"。也就是说头发的生长和色泽变化与肝肾功能的盛衰、阳气精血的温煦濡养息息相关。只有肝肾功能旺盛，阳气精血充盈，头发得到充分濡养，才能黑润秀美；相反，如果先天不足，后天失养，脏腑功能虚弱，气血阴阳亏虚，无以充养毛发，则白发早生，稀疏易折。

规律的生活起居习惯对濡养头发也有很大的帮助。正如《黄帝内经》中所说："饮食有节，起居有常，不妄作劳。"就是告诉我们生活一定要有节律，太阳一落山就睡觉，日出就起床。这是跟阴阳相协调的。而现在的人正好反过来，晚上不睡，白天不起。在阴气比较重本应该休养生息的晚上消耗了大量的阳气；而白天又迟迟不起床，不劳作运动，得不到阳气的补充。从而造成了阳气不足，肝肾亏虚，表现在头发上就是头发早白。另外，现代人的思想负担过重，考虑的事情太多，经常焦虑，忧思过重，也很容易耗伤肝肾的精血，使头发得不到充分的濡养。例如中国人耳熟能详的伍子胥过昭关，一夜愁白头的故事，电影白毛女、武侠小说中的白发魔女等，因为剧烈的感情刺激而出现突然白发，也是有一定道理的。

○ 吃什么补什么，吃点儿黑色食物能让头发更乌亮

头发早白可以说是很多人的心病，但并不是不可以调理和改善的。如果你已经出现了头发早白的现象，那就一定要注意生活起居，早睡早起，保持良好的睡眠。同时要放松情绪，不要总是为了各种事情紧张焦虑，忧思伤身；想开一些，豁达一些，事情总有解决的办法。

另外，在食疗方面，多吃一些黑豆、黑芝麻之类的具有补肝肾养头发功效的黑色食物。像现在超市里都有卖现磨的五谷粉，可以在里面多放一

点儿黑米、黑豆、黑芝麻，每天喝一点儿，时间长了早生白发的现象就能得到改善；更重要的是可以预防早生白发。这里需要特别提到的是何首乌它是临床常用的一味中药。它在民间被传为具有"返老还童"、"延年益寿"等诸多传奇功效的中药而被广泛应用。何首乌性微温、味甘，归心、肝、肾经，具有很好的补益精血乌发延年的功效，很多人都把它作为调治头发早白的良药。然而据研究发现，**何首乌具有一定的毒性**，一些人吃完后会出现一些肝肾功能的损伤，所以**一定不能自己随便使用**，应该咨询医生后再使用。

未经加工炮制的首乌为生首乌，其性寒、味苦，毒性较大。目前市场上有很多治疗脱发和少白头的中成药含何首乌，还有一些降血脂、通便的药中

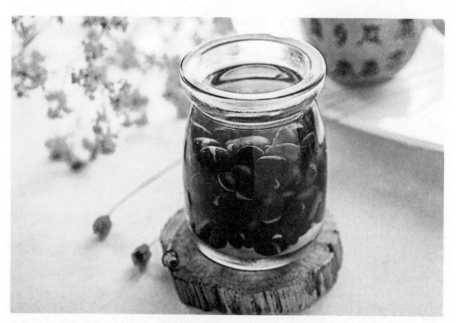

◇ 醋泡黑豆，黑豆性平味甘，具有补肾益阳、健脾利湿的功效，长期坚持食用能够减少脱发、白发早生。

也含何首乌，如何首乌糖浆、首乌片、首乌降压丸、首乌酒、生发丸、七宝美髯丸、降脂灵片等，在服药这些药的同时，如果再服一些何首乌粉，也容易增加它的毒性，所以一定要谨慎。何首乌内服用来补肝肾时用的是制何首乌，不能用生的，并且不能长期使用。还有，何首乌内服用来补肝肾时不能用生的，一般都是用制过的，并且不能长期使用。

Tips　中医古籍这样说

中医有"发为血之余""肾主骨，其华在发"之说，养血补肾的食材、药材乌发润发。

《诸病源候论》说："肾气弱则骨髓枯竭，故发变白也。"《医学入门》也说："因房劳损发易白。"先天禀赋不足，或后天精气易亏，如因用力过度，或房事太甚，均可导致肾中精气亏损，阴液不足，须发不荣而头发过早地变白。

《儒门事亲》中所说："至如年少，发早白落，或白屑者，此血热而太过也"。青少年血气方刚，阳气偏盛，若邪热入血，煎耗阴液，则须发失荣而早白。

大把大把地掉头发，
疏通局部气血能缓解

一般来说，脱发是一种正常的新陈代谢过程，原来的头发掉了自然会有新的头发长出来，没有什么可担心的。可如果总是大把大把地掉头发，头发明显越来越少就要引起注意了。因为这不仅影响美观，也预示着身体的某些器官可能出了问题。

○ 肝肾亏虚、洗发水使用不当，都会引起脱发

脱发的原因跟上一节中头发早白的原因有相似之处，但也有不同的地方。正常来说，年轻人的头发应该是乌黑浓密的，随着年纪的增长，出现了肝肾亏虚、气血不足，从而导致白发脱发，这是人体衰老的自然现象。但现在很多人在还很年轻的时候就出现了大量掉发，没几天时间就露出了一块头皮。头皮上出现了一块斑一块斑的情况，就是现在常见的斑秃了。本应浓密乌黑的头发却被一块块的斑秃取代，患者的心情可想而知了。

这时，一定要到医院皮肤科就诊，明确诊断后进行对症治疗。斑秃是指头部突然发生圆形或椭圆形块状脱落的局限性脱发，俗称"鬼剃头"。斑秃通常脱发区边界清楚，局部皮肤正常，不痛不痒，往往在无意中发现，多发于年轻人，男女发病率大致相同。发生斑秃的原因尚不完全清楚，一般认为与精神过度紧张，精神上的剧烈创伤以及内分泌紊乱等因素有关。中医认为

斑秃多因肝气郁结，过分劳累，劳伤心、肝、脾、肾，肝血不充，肾精不足，毛发失养或因血虚不能滋养毛发所致。

发生斑秃不必过分担心，大部分人能够自愈，只是头发一个月只能长1厘米，不可能一下子恢复原状，大约需要半年的时间才能恢复正常，情绪紧张会加重病情，心情愉快反而有利于恢复。梅花针治疗斑秃有一定的效果，也可以用生姜切片外擦斑秃的部位，有利于长头发。药物治疗脱发一定要在专业的医生指导下服，以免产生不良的后果。

上面说的是很严重的脱发现象，建议及时就医。现实中还有一些脱发现象，虽不像斑秃那么严重，但每天的脱发量也大大超过了正常新陈代谢的掉发量。每次梳头或者洗发都会有大量的头发掉落，这种情况短期内不会有太大的影响，但时间长了就会发现头发越来越少，甚至都盖不住头皮了。这种情况在女性中出现得多一些，多是由于紧张焦虑、睡眠不足等原因引起的肝肾亏虚、肝火旺盛引起的。现实生活中的各种压力，再加上生理期、更年期等生理因素的影响，使女性更容易产生焦虑、易怒、失眠等症状。而焦虑、失眠极易损伤精血，造成肝肾亏虚、血虚，易怒又会诱发肝火。所以脱发一般都是虚实夹杂，病因既有虚的一面，又有实的一面。

另外，现在之所以越来越多的人有大量脱发的现象，跟现在的洗发水、护发素等洗发、护发产品也有一定的关系。因为这些产品都是化学产品，直接涂抹于头皮，必定会对头皮有所损伤。建议大家使用的时候先倒在手上，搓出泡沫再涂抹在头皮上；另外一定要清洗干净，清洗不干净的话，残留物会附着在头皮上，对毛囊造成损伤，使脱发更加严重。

○ 没事多梳梳头，疏通气血防脱发

我曾经遇到过一个患者，一个只有十多岁的男孩，头发却脱落得十分严重。男孩身体比较弱，人很瘦，面色苍白，看起来没精神，再加上学习考试的压力，脱发很严重，头发稀稀拉拉的感觉没剩几根了，家长很着急。我们当时给出的方案是补肝肾的中药配合针灸治疗，效果很好，男孩的头发后来基本都长上了。对于脱发、斑秃这些病症，梅花针治疗是一个很好的方法。梅花针是中医针灸的一种，就是用梅花针轻轻叩击头发脱落严重或斑秃的地方，来疏通局部的气血。梅花针针灸针对的是局部，再通过中药来调理全身，两者配合效果会比较好。

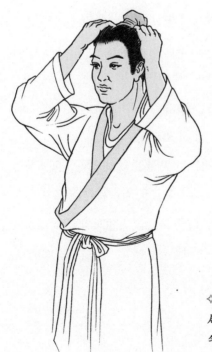

◇ 平时在家里也可以通过局部按摩来疏通头皮的血气，预防和改善脱发。

上面说的都是专业医师的一些治疗方法，其实平时在家里也可以通过局部按摩来疏通头皮的血气，预防和改善脱发。每天早上起床后或晚上入睡前，可以用手做梳头的动作来按摩头皮。当然也可以用梳子来梳头，梳子尽量用木梳、水牛角梳、玉石梳等天然材质的梳子，尽量不用塑料材质的梳子，以免在梳头时产生静电，给头发和头皮带来不良刺激。牛角、玉石还有一些清热的作用，能促进局部血液循环，从而增强毛囊的活性，使毛囊的生长力旺盛。

治疗脱发还有一些外用药物，比如《疡医大全》中提到"生姜切片，擦落发光皮上，数日即长"，也可以用生姜汁擦斑秃的地方，配合梅花针治疗。

至于防脱发的食物，主要还是芝麻、核桃、桑葚这些具有补肝肾作用的食物。食疗是一个长期的过程，见效比较慢，如果只吃十天半个月，觉得没有效果就不吃了，肯定是不行的，需要慢慢调养。

Tips　中医古籍这样说

《黄帝内经·上古天真论》载："女子七岁，肾气实，齿更发长……五七，阳明脉衰，面始焦，发始坠。丈夫八岁，肾气实，发长齿更……五八，肾气衰，发落齿枯。"脱发与年龄增长、肝肾亏虚，津液气血不能濡养毛发有关。

《诸病源候论》曰："若血盛则荣于头发，故须发美，若血气衰弱经脉虚竭，不能荣润，故须发秃落。"

《医鉴》说："过服辛热药而眉发脱落者，乃肝血受伤而火动，非风也。"服用偏于辛热的药物容易导致须发脱落。

《千金翼方》说："忧愁早白发落。"肝气郁结，情志内伤，气血不畅也会导致脱发。

恼人的头皮屑、头发出油，用天然植物来洗头

　　刚刚洗了一两天的头发，头皮屑就冒出来了，落在衣服上显得脏乎乎的；头发也油乎乎地贴在头皮上，好像一两个星期没洗了。虽然头皮屑、头发出油好像并没有给身体带来很大的不适，但却极度影响美观，影响人们的心情。

○ 头皮不健康了就会引起头皮屑、头油

　　其实在正常情况下，头皮都会产生一定的头皮屑和油脂，这是头皮新陈代谢的过程，而且一定量的油脂还会对头发起到保护的作用。但如果头皮屑、头油分泌过多，像刚洗发一两天就出现厚厚一层的话，那就是头皮或者身体内部出现了问题。

　　从西医方面来讲，头皮屑、头油分泌过多是头皮生态平衡遭到了破坏。实际上，健康的头皮生态环境由三大平衡维持：油脂、菌群、代谢平衡。当头皮油脂分泌失衡，头皮就会出油变得油腻；当头皮菌群环境失衡，有害菌大量滋生，就会出现头痒的现象；而头皮角质层代谢过快，脱落后就形成头屑。头皮作为人体最重要的指令控制中心——头部的天然屏障，脆弱性和敏感性仅次于眼皮，可谓牵一发而动全身。头皮问题不可小视，同样需要进行健康管理。只有对头皮进行全面、系统、科学的调理养护，才能从根源上消除头油分泌过多等头皮问题，保持头皮的健康常态。

从中医方面来讲，主要跟体质有关。体质偏热、油性皮肤的人一般头皮屑、头油比较多。一般青壮年尤其是男性出现这种情况的比较多，因为这一人群正是身体循环代谢旺盛的时期，再加上运动量比其他人多一些，头皮屑、头油等代谢物排出得也会多一些。

如果头皮屑过多，也有可能是真菌感染所致，可以到药店买含酮康唑的洗发剂，每次先用普通洗发水洗头后，取一枚硬币大小的上述洗剂置于手心，在头皮按摩 5 ～ 10 分钟后用清水洗去，连用两到三盒，可以去除头皮屑。

○ 最不伤头发的洗头方法

虽然头皮屑、头油都是头皮的正常代谢，但如果过多的话也会对头皮造成损伤，需要及早治疗调养。首先要养成良好的生活习惯，保证充足的睡眠、愉快的心情以及适量的运动。同时要调整平时的饮食习惯，多吃一些碱性食物如海带、紫菜、豆类、水果等，要清淡饮食少吃辛辣刺激、煎炸的食物。另外，洗发也有讲究。不要将洗发水直接倒在头发上，这样也会对头皮造成损伤；应该先倒入手中，揉搓出泡沫后再抹到头发上进行揉搓，洗完后要将洗发水彻底冲洗干净。洗发的同时需边搓边按摩，既能保持头皮清洁，又能使头皮活血。不要使用碱性较大或强力控油类的洗发剂，这类洗发剂的脱脂性和脱水性均很强，易使头发干燥头皮坏死。

另外，用皂荚、桑白皮煎水洗头，长期坚持也能起到很好的去屑、去油效果，而且这些材料都是天然的植物，基本不会对头发造成损伤，普通中药店都可以买到。皂荚具有活血消炎等功效，在我国古代，人们就经常用皂荚煎水洗头。桑白皮具有很好的消炎抗菌作用，用桑白皮 50 ～ 100 克，煎药液 2500 毫升洗头，每周一次，有去头皮屑和防脱发的作用。

眼睛红肿疼痛、耳朵嗡嗡作响，
多半是肝出了问题

眼睛红红的，充满了红血丝，并且感到肿胀疼痛。看起来不是很严重的症状，却让人感到非常不舒服。耳朵里总是嗡嗡作响，搅得人心烦意乱。这些恼人的小症状，看似不会对身体造成很大的影响，因而经常被人们忽视。然而这些小毛病却搅得人们心神不宁，无法安心工作学习。

○ 脾气急躁、肝火旺的人容易目赤耳鸣

到底是哪些原因引起的目赤耳鸣呢？先从目赤来说，如果是突发的，要考虑是不是眼睛局部感染了，这主要是由于用眼不卫生、用不干净的手按揉眼睛而引起的眼睛发炎，这种情况要注意用眼卫生，并及时就医，短时间内一般就能得到治疗。但如果长期感到目赤眼胀，很可能是由于肝火旺盛或者阴虚火旺引起的。

中医认为肝属木，木生火，肝火旺的人非常容易出现上火的症状。火属阳，水属阴，阳性的东西是往上走的，因此肝火上攻；肝又主目，因此肝火旺盛就常常表现在眼睛上，眼睛赤红肿胀等。这类人因为肝火旺盛，往往脾气急躁，容易紧张焦虑。另外，夜猫子还有睡眠质量不好的人，也常常是眼睛里布满了红血丝。**熬夜伤身，更伤肝**。凌晨 1～3 点是肝脏排毒、休息的时间，如果这段时间没有熟睡，肝就得不到很好的休息；肝血不足，自然不

能使眼睛得到很好的濡润。另外，长期熬夜，睡眠不足，耗损肝肾阴液，阴液不足就不能制约阳气，阴虚火旺，肝阳上亢，也会出现上述症状。

又是哪些原因造成了耳鸣呢？需要区别对待。首先如果出现了耳鸣，还是应该先去医院的耳鼻喉科检查一下，看是不是器质性的听力受损，如果是就要进行治疗。如果不是，就要根据不同的情况进行诊断了。如果耳鸣时像有风吹过或者火车经过一样，总感觉耳边有呼呼的风声或轰隆轰隆的声音，那一般是肝风肝火过盛引起的耳鸣。如果耳边总是有像知了叫一样的声音，隐隐约约的声音不大，但越安静的时候越明显，多半是肝肾阴虚引起的耳鸣。

○ 喝点儿花草茶，滋阴去火

出现了目赤耳鸣的情况，尤其是由于肝肾阴虚引起的目赤耳鸣，同时肝火旺盛，不妨试试知柏地黄丸。**知柏地黄丸**具有很好的滋阴降火的功效，尤其适合阴虚火旺的患者服用，一般在药店都能买到，**孕妇慎用**。

所谓药补不如食补，如果情况不是特别严重，可以用一些药膳、花草茶进行调理。菊花、桑叶、竹叶等具有清热去火功效的花草茶都是不错的

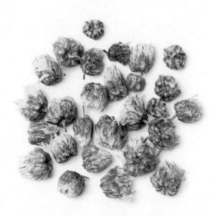

◇菊花具有散风清热、清肝明目的功效。

选择。菊花具有散风清热、清肝明目的功效，平时以菊花茶代水喝，能较好地缓解目赤耳鸣的症状。桑叶有清肝养肝、疏散风热、明目的作用，内服可以治疗肝阳上扰的目赤肿痛。《医林纂要》中提到扶桑浴目方，使用干桑叶煎水，待水晾温以后用来洗眼，有治疗眼目赤肿不太重而眼眶赤烂多泪的患者。

《本草纲目》中有一款食疗粥，可以用鲜荠菜和粳米熬粥，荠菜是常见的野菜，可以明目利肝，补虚健脾，治疗目赤目暗。

总之，养成良好的生活习惯，不熬夜，不过度用眼，保持轻松愉悦的心情，这些小毛病都会离我们远去。

Tips　　　　　　　中医古籍这样说

《审视瑶函》说："赤眼有数种，气毒赤者，热壅赤者，有时眼赤者，无非血壅肝经所致，盖肝主血，通窍于眼，赤，血病也。"导致眼睛红肿的原因有很多，比如体内有热、肝火上亢等。

《张氏医通》说："目赤有三。一曰风助火郁于上。二曰火盛。三曰燥邪伤肝。"眼睛红肿多由风火、肝火或阴虚火旺所致。

眼干眼涩，看东西模模糊糊的，你的眼睛超负荷运转啦

　　总是感觉眼睛干干的，酸胀不舒服，甚至觉得视力有所下降，看东西模模糊糊的。如果出现这种情况，多半是用眼过度了。尤其现在人们需要长时间盯着电脑屏幕工作，用眼过度必定会对眼睛造成损伤，严重的还会引起肩颈疼痛及诱发各种眼部疾病。

○ "五色令人目盲"，过度用眼会引起眼部不适

　　眼睛是心灵的窗户，每个人都希望拥有一双明亮清澈的眼睛。眼睛不舒服，就好像窗户上蒙了一层灰尘，暗淡无光。那么是哪些原因让我们的双眼不再透亮，相反总是感觉眼干眼涩，各种不适？

　　中医认为眼睛跟肝相关，肝是开窍于目的。而中医又认为肝肾同源，经常把肝和肾连在一起，认为肝主藏血，而肾藏精，主津液；《黄帝内经》中提到"肝受血而能视"，"精不灌则目无所见"。而眼泪为津液所化，有润泽、充养眼睛的作用。肝肾亏虚的时候，精血不足，津液运化不利，眼睛得不到足够津液的濡养，自然就会出现眼干眼涩等症状。所以，要想眼睛明亮有神，补好肝肾是关键。

　　其实现在很多眼干眼涩、视疲劳的症状，最初并不是肝肾亏虚引起的，主要还是不良的生活习惯、用眼过度导致的。上班时间需要长时间盯着电脑屏幕

工作，下班了还是手机等电子产品不离手。在公交、地铁等场所，无论大人还是小孩，几乎人手一部手机，头也不抬地看新闻、玩游戏。任何东西都有疲劳的时候，一旦用过了就会出问题。眼睛尤其如此，眼睛可以说是人体中最脆弱的器官之一，稍不注意就会受到损伤。尤其是眼睛正处于发育阶段的小孩子，更应该严格控制用眼时间。现在小孩子近视、弱视的人数越来越多，与经常使用电子产品有很大的关系。《道德经》里说："五色令人目盲。"看的东西多了，大量消耗滋养眼睛的精血和津液，眼睛自然会受到损伤，感到各种不适。

○ 食疗、穴位按摩都能缓解眼部疲劳

眼干眼涩、眼睛红肿胀痛等眼部不适，虽然会给人带来很多困扰，但都是可以得到缓解的；如果平时多加注意，甚至是可以避免的。下面给大家介绍几种保护眼睛的小方法，平时多做；否则等到眼睛出现了严重问题，就后悔莫及了。

首先，从食疗方面来说，枸杞和菊花是护眼明目最常用的搭配。菊花

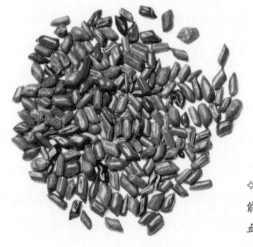

◇ 决明子，性微寒、味甘苦，能够起到很好的清肝明目、降血脂降血压的效果。

枸杞茶：枸杞子 10 克，菊花 8 朵，用开水冲泡，代茶饮。枸杞明目，俗称"明眼子"，含丰富的维生素 A，能养阴补血、益精明目、滋肾润肺。历代医家治疗肝血不足、肾阴亏虚引起的视物昏花和夜盲症，常常使用枸杞子。菊花具有散风清热、平肝明目之功效。《本草备要》记载："菊花味兼甘苦，性察平和，备受四气，饱经霜露，得金水之精，益肺肾二脏"，菊花对治疗视疲劳、视力模糊有很好的疗效。

菊花枸杞茶有明目清肝的作用，经常服用，能够疏风清热、解毒明目，能有效缓解视疲劳或眼睛干涩的症状。但由于此茶性偏寒凉，阳虚体质的人不宜多喝。另外，决明子也有不错的清肝明目功效，**但决明子偏凉，脾胃虚弱的人不建议多吃**；可以做成决明子枕头，对眼睛、头部都有一定的保健作用。

穴位按摩也是缓解眼部不适很好的方法，像我们小时候天天做的眼保健操，每天做一做就能起到很好的护眼作用。另外，避免长时间看书，长时间盯着电脑、手机等电子产品。工作时间长了闭目养神几分钟，起来活动一下，都能很好地缓解视疲劳。

Tips　　　　　中医古籍这样说

　　《灵枢·大惑论》说："五脏六腑之精气皆上注于目而为之精。"这里的"精"，是指精明，即眼的视觉功能。如果脏腑功能失调，精气不能充足流畅地上注入眼睛，就会影响眼睛的正常功能，甚至患上眼病。

　　《素问·五脏生成篇》说："肝受血而能视。"《灵枢·脉度》说："肝气通于目，肝和则目能辨五色矣。"

　　《素问·宣明五气篇》说："五脏化液，……肝为泪。"泪液对眼珠具有濡润和保护作用。它的分泌和排泄要受肝气的制约，同样与肝的疏泄功能相关。

黑眼圈、眼袋，你以为只是没睡好，实际已经脾虚了

早上起来一照镜子，顶着一双大大的熊猫眼，一天的心情都会受到影响。然而，现在却有越来越多的人受到黑眼圈、眼袋的困扰，即使化了厚厚的浓妆也无法遮挡。就好像一张白净的脸上长了一颗痦子，大煞风景。更重要的是黑眼圈、眼袋频繁出现的话，不仅影响美观，更说明你的健康已经出现了问题。

○ 瘀堵是产生黑眼圈、眼袋的根本原因

现在市面上有很多去除黑眼圈、眼袋的产品，大多都是治标不治本，效果并不明显。如果没有弄清楚黑眼圈、眼袋产生的根本原因，盲目使用一些遮瑕产品，还有可能使症状更加严重。

说起导致黑眼圈、眼袋的主要原因，还是熬夜、睡眠不好、过度劳累、用眼过度等不良生活习惯。这些不良生活习惯导致皮肤血管血流速度过于缓慢形成瘀滞，从而使血管中代谢废物积累过多，造成色素沉着。而眼睛周围的皮肤在整个面部来说是最薄的，眼部皮肤下面的毛细血管出现一点儿问题，最容易被发现。眼袋分为先天性的和后天获得性的。先天性的只能通过手术矫正，而后天获得性的则可以根据不同的原因进行治疗和调养。

从中医方面讲，黑眼圈、眼袋主要还是脾气弱、气血瘀滞造成的。中医

讲究五色五行，就眼睛来说，眼睛瞳孔是黑色的，黑色属肾属水；瞳孔周围的眼球是白色的，白色属肺属金；红血丝属心属火；眼周的眼睑皮肤偏黄色入脾属土。黑眼圈、眼袋都产生于眼睛周围的皮肤，一般就是脾气虚弱的原因了。由于脾气虚，脾掌管着眼睛周围津液、气血的运行和疏泄，运化功能不好，就容易形成瘀堵；代谢的废物运化不出去，越积累越多，最后就形成了黑眼圈、眼袋。所以要想从根本上消除黑眼圈、眼袋，还要从健脾益气入手。当然，黑眼圈，尤其是眼袋，更常见于老年人身上，因为随着身体的逐渐衰老，脾胃、气血的运化功能都会逐渐减弱，这是不可逆转的。

此外，中医认为黑眼圈的形成也和肾虚有关。肾主水，色黑，肾虚不能制约水液，水湿泛滥，肾的颜色就就体现了出来，所以也会出现黑眼圈。

○ 保持好的睡眠，没事多给眼睛做做操

调治、缓解黑眼圈、眼袋的关键还是要保证充足的睡眠与休息，只有休息好了，人体的各项功能才能正常运行，眼睛周围的气血、津液才能正常运化流通。同时，每天用热毛巾敷一敷眼睛，温热能帮助加快局部气血的运行，也能够适当改善眼部疲劳。另外，还可以经常按摩眼睛周围的皮肤，也能够起到加速局部气血津液流通的作用。

需要说明的是，等出现了黑眼圈、眼袋之后，再想着通过食疗、药物这些方法来治疗、调理，一般用处都不大，而且见效慢，因为调理是一个长期的过程。另外，现在流行用土豆片去除黑眼圈、眼袋的方法，就是将切好的土豆片敷在眼睛周围来消除眼袋。土豆片确实具有消肿的作用，身体各部位因为水液堆积造成的肿胀，可以试一试。

鼻塞、鼻痒、打喷嚏，
多是慢性鼻炎惹的祸

每天早晨起来都感觉鼻子像被堵住一样，还发痒，时不时地就会打喷嚏。尤其遇到季节交替，天气突然变冷，或者只是从室内到室外的温差，也会鼻子发痒，忍不住流鼻涕打喷嚏。虽说不是什么大毛病，却让人很尴尬，而且患者也非常不舒服。

○ "肺开窍于鼻"，鼻子出问题，从肺上找原因

治病要先找到病因，病因找到了才能有的放矢地进行治疗。像鼻塞、鼻痒、总爱打喷嚏这种症状，首先要看是急性的还是慢性的。如果是急性的，这两天突然出现这种症状，一般都是感冒引起的。这种情况发病比较急，但来得快去得也快，感冒好了症状就会消失。另外，这些症状也是人体对外界刺激的一种应激反应，通过打喷嚏将侵入体内的寒气、病菌排出体外，也算是一种自我保护。

但是，如果是慢性的，反反复复总是发作的这种，就比较麻烦了。这种情况一般就是慢性鼻炎或者过敏性鼻炎了，尤其遇到天气变化，天一冷就犯病或者遇到变应原就发作。慢性或过敏性鼻炎很折磨人，患者总是感觉鼻子被堵住了，时不时还会打喷嚏、流鼻涕，很难受。中医认为"肺开窍于鼻"，鼻子是跟肺相关的，鼻子出了问题大多是肺出了问题。而像这种

反复鼻塞、鼻痒、打喷嚏的症状，多半是肺气不足引起的，可以通过补肺气来调养。那通过什么来补肺气呢？就是健脾了。在中医理论中："肺属金，脾属土，土生金。"所以通过培土来生金，健脾补肺同时进行，能收到比较好的效果。

除了脾肺不足引起的慢性鼻炎，总是鼻塞、鼻痒、打喷嚏外，自身免疫力低、过敏也会导致过敏性鼻炎，从而出现鼻塞鼻痒、流鼻涕、打喷嚏这些症状。这类患者对冷空气、尘螨、花粉等都有可能过敏。这种情况就一定要排除变应原。生活中多留意自己到底对什么过敏，一接触什么就容易犯病，尽量避免接触变应原。建议有这些症状的患者先到医院做一个变应原筛查，查出了变应原就要尽量避免接触，因为如果不避开这个变应原的话，症状就会反复出现。

很多人都认为鼻炎就是感冒反复发作没有得到治疗引起的。真相真的是这样吗？其实普通的感冒一个星期基本就能被治愈，就算有鼻炎也不应该拖那么长时间。根本原因还在于患者本身体质比较弱，脾虚肺气不足，稍微受到外邪的侵犯，就会表现在鼻子上，感觉鼻塞、鼻痒、打喷嚏等。

○ 这样做，症状能够很快得到缓解

想要缓解、调理这些症状，首先要保持鼻腔的清洁。家里常备生理盐水，定期冲洗鼻腔会对缓解这些症状有所帮助。辛夷对治疗鼻塞鼻痒有很好的效果。辛夷，又名玉兰花，味辛性温，无毒，具有通鼻窍、祛风寒的功效，能够缓解鼻塞等症状。一般是用辛夷花的花骨朵来煎水泡茶喝，在煎水时一定要用布将辛夷花包起来再进行煎煮，否则辛夷花外面的细毛会刺激喉咙。另外，白芷、苍耳子对缓解鼻炎引起的鼻塞鼻痒等症状，也有一定的作

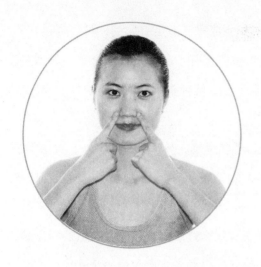

◇ 鼻翼两边的迎香穴具有疏散风热、通利鼻窍的作用，经常按摩能很好地缓解鼻塞带给人们的困扰。

用，但苍耳子有小毒，不建议个人随便使用。

按摩对于缓解鼻塞、打喷嚏这些症状也有不错的效果。位于鼻翼两边的迎香穴具有疏散风热、通利鼻窍的作用，经常按摩能很好地缓解鼻塞带给人们的困扰。既然鼻子跟脾肺相关，平时多拍打拍打脾经、肺经，脾肺好了，鼻子的问题就能得到解决。脾经位于整个腿部的内侧，肺经位于整个胳膊的内侧。

中医认为：动能够升阳气，对于祛寒、改善体质有不错的效果。如果总爱流清涕、打喷嚏，多半是体内有寒气，这种情况建议适当增加运动。经常运动一下出出汗，对于祛除体内寒气、改善体质会有很大的帮助。

过敏性鼻炎、体质虚弱反复感冒、慢性咽炎反复发作等人群，属于肺、脾、肾气虚或阳虚的患者，可以在夏季试一试"三伏贴"。"三伏贴"又称三伏天灸，是一种源于清朝的中医疗法，以"冬病夏治"为原理，在一年中天地阳气最旺盛的三伏天时期，将中药敷贴在人体阳气最旺盛的"巨阳经"——足太阳膀胱经的背俞穴上，温阳通络，调理气血，从而达到振奋阳气、促进血液循环、祛除寒邪、提高机体免疫力的效果。

具体方法：从入伏开始每 10 天贴 1 次，每次贴 6 ～ 8 小时（首次贴敷以 4 ～ 6 小时为宜），可于盛夏时节根据体质虚弱程度连续治疗三年效果尤佳。

常用穴位：肺俞、心俞、膈俞、脾俞、肾俞等。

肺俞：肺俞穴是治疗肺脏疾病的要穴，善于治疗肺系疾患如感冒、咳嗽、气喘、鼻炎、过敏性鼻炎等；脾俞：脾俞穴是治疗脾胃疾病的要穴，善于治疗脾胃疾患如腹胀、腹泻、痢疾、呕吐、纳呆、水肿等，并可通过药物补脾益气；肾俞：主治腰痛、肾脏病、高血压、低血压、耳鸣、精力减退等，并可通过药物温补肾阳；心俞穴可调补人体阳气，起到春夏养阳的作用；膈俞穴理气宽胸，活血通脉，祛除痰浊。

三伏贴通过药物穴位贴敷，温补肺脾，温煦肾阳，提高人体免疫力，方法简便，疗效确切，免除了打针吃药的痛苦，虚寒体质的人不妨一试。

Tips　　　　　中医古籍这样说

《素问玄机原病式》说："鼽者，鼻出清涕也。或言鼽为肺寒者，误也。彼但见鼽嚏鼻窒，冒寒则甚，遂以为然，岂知寒伤皮毛，则腠理闭密，热极怫郁，而病愈甚也。"又说："嚏，鼻中因痒而气喷作于声也。鼻为肺窍，痒为火化，心火邪热干于阳明，发于鼻而痒则嚏也。或故以物扰之，痒而嚏者，扰痒属火故也。"

流鼻血，你体内的火气太旺了，需要泻泻火

人们经常不把流鼻血当回事，觉得可能就是上了点儿火，流点儿鼻血正好泻火。偶尔流一两次可以，如果经常流鼻血并且不好止血的话，就要高度重视了，这可能预示着其他比较严重的疾病。

○ 流鼻血一般就是肺热、血热、上火了

首先，如果出现了反复流鼻血，并且止血困难的情况，一定要及时到医院进行检查，做一下相关的检查，看看有没有白血病、血友病之类的血液方面的疾病。因为血液方面的疾病经常会造成机体凝血功能障碍，从而经常流鼻血。此外，要到耳鼻喉专科检查，除外鼻部的器质性病变。

单纯的流鼻血多半是阳盛、体内火气旺盛所致。而这方面又主要是肺热、血热导致的。人们经常看到小孩爱流鼻血，这正是因为小孩是纯阳之体，体内火气比较旺盛。再加上家长总是怕孩子饿着了、冻着了，经常给孩子吃一些补身体的东西，穿的衣服也总是比大人要厚一些。这样孩子就特别容易上火。而小孩子的肺是比较脆弱的，体内有火经常表现在肺上，肺火大了表现在鼻子上就是流鼻血。**古人所说的"要想小儿安，三分饥和寒"是有一定道理的。**

另外流鼻血也经常发生在一些体质较好、火力旺盛的青壮年身上，这

主要也是因为体内阳气过盛导致血热。孕妇也会出现流鼻血的情况,这是因为孕期体内雌激素水平升高,血管扩张充血,更易发生鼻出血。这种情况如果不是经常流鼻血就不用特别在意。还有一种情况就是女性经期流鼻血,主要也是血热的原因。本来月经是应该往下走的,但因为血热,火性炎上①,使得经血不但不往下走,反而向上逆行倒流,而流鼻血这种情况应以清热、凉血、降气为主。

○ 鼻血,流一流也无妨

一般流鼻血的时候,人们都会找一些快速止血的小方法,比如仰着头,让鼻血流回去。这种方法是不可行的。其实如果是普通的偶尔出现的流鼻血,大可以让它自然地流完。因为单纯的因为内热流鼻血的话,正常人一般不会流太多血。这种情况一般都是阳气过盛;阳气过盛了,身体就会进行自我调节,想办法将它泻出去。流鼻血就是身体进行自我平衡的一种表现。但是出血量特别大、一时也止不住的话,就要及时就医了,千万不要自己进行止血。

因为肺热、血热引起的流鼻血,可以用桑白皮、地骨皮来泡水喝。桑白皮是桑树的根皮,具有清肺火平喘的功效;地骨皮是枸杞的根皮,具有清肺降火、凉血的功效。用它们来泡水喝能够起到清肺热、凉血的功效。此外,有些人饮酒后,吃辣椒、羊肉等热性的食物,或者着急生气的时候,也容易鼻出血,这就是胃火、肝火上攻。此类人群要注意饮食清淡,调畅情绪。

---

① 中医认为火热属阳邪,具有蒸腾向上的特点,就像火苗燃烧时向上跳跃。

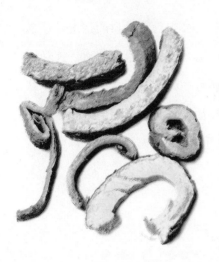

◇桑白皮是桑树的根皮，具有清肺火、平喘的功效。

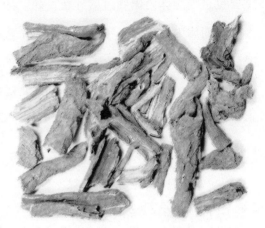

◇地骨皮是枸杞的根皮，具有清肺火、凉血的功效。

在日常食疗中，可以用萝卜治疗肺热鼻衄。萝卜性凉，味甘辛，有化痰热、清肺火的作用，可以用白萝卜绞汁频饮，或直接生食。

夏天的时候还有一个比较好的食疗材料。鲜藕凉而味甘，生用有清热、凉血、散瘀、止血的功效。《食经》记载："藕主烦热鼻血不止。"胃热鼻衄者最宜，肺热肝火鼻衄者也可以用。可以榨汁服用，或者切片熬浓汤服用。

槐花具有凉血止血，清肝泻火的功效。《本草纲目》提到槐花"炒香频嚼，治失音及喉痹，又疗吐血衄血，崩中漏下。"生藕节清热生津，凉血、止血。小验方：鲜槐花30克(干者15克)，生藕节30克，加水煎汤，去渣取汁，代茶频饮。功能清热养阴、凉血止血。如果都能取到鲜品，那就压汁去渣后服用。

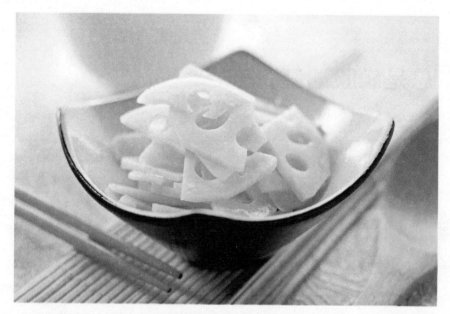

◇ 鲜藕凉而味甘，生用有清热、凉血、散瘀、止血的功效，清炒藕片就是一个不错的养生食材。

中医古籍这样说

《灵枢·百病始生篇》说："阳络伤则血外溢，血外溢则衄血。"流鼻血是各种原因引起鼻部血络损伤的结果。临床上，鼻衄与肺、胃、肝、肾关系较密切。

《外科正宗》说："鼻中出血，乃肺经火旺，迫血妄行，而从鼻窍出。"流鼻血是肺火旺的表现。

《寿世保元》说："衄血者，鼻中出血也，阳热沸郁，致动胃经，胃火上烈，则血妄行，故衄也。"胃火过盛也会导致流鼻血。

总是满脸通红，
小心体内有实火

　　总是满脸通红，好像刚跟人吵完架一样。虽说人们都喜欢红扑扑的小脸蛋，认为这是健康的表现。但要是每天都满脸通红，可就不是什么好现象了，这极有可能说明身体出了问题。

　　中医看病讲究望闻问切，望诊是中医看病很重要的一个方法。所谓"望而知之谓之神"，意思就是通过察望病人的外部表现就能知道病情病因，这样的人可以称作神医了。而望诊的一个很重要的方面就是面部望诊，也就是通过观察人的面部颜色和神态来推测病情。中医认为面部所呈现的五色是气的外在表现，也是五脏功能在面部的表现。中医五行学说认为红色属心，青色属肝，黄色属脾，白色属肺，黑色属肾。这些的确为判断病情提供了一个答题的方向，但也并不是完全机械化地应对，切不可生搬硬套。

　　就一个人的脸色来说，人跟人的脸色不可能是完全一致的。不同的人种就有不同的脸色，亚洲人偏黄，欧洲人偏白，非洲人偏黑，但这不能说是病态的表现。一般只要脸色温润有光泽就是正常的。但如果出现了比较晦暗枯槁的颜色，或者某种颜色特别明显突出，就说明身体可能出现了一些问题。

○ 脸红分两种，原因各不同

　　就拿红色来说，一般脸色带一些微红，本来是身体健康、气血充足流畅的表现。但要是长时间满脸通红的话，就不太好了。脸红一般主热证，即体内有热，分为实热和虚热两种。脸红通常跟心脏、气血有关，体内有热的话就会推动气血往上走，到达脸部，脸色就会发红。如果是满脸通红，一般说明体内阳气比较旺盛，体内有实热；阳气带着气血向上升发到面部，令面部通红。像外感发热患者，经常喝酒导致胃火比较旺盛的人，以及脾气暴躁易怒的人，大多体内有实火。

还有一些人并不是满脸通红，而是颧骨处呈暗红色，而且这种人一般都偏瘦，看起来屡屡弱弱的。这种属于体内有虚火，即阴虚有火。常见于一些体弱的人，因为阴虚内热，损耗了体内的很多津液气血，使得脸色暗红没有光泽。另外像得了发热等实热性疾病，实火退去，还残留一些虚火时，也会出现两颊嫩红的情况。

○ 花草茶调养去内热

如果是满脸通红有实火这种情况，调养以清热去火为主。平时要饮食清

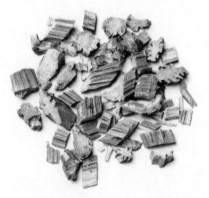

◇ 石斛，性微寒、味甘，具有很好的滋阴清热作用，能够在一定程度上缓解由于阴虚火旺引起的面颊潮红。

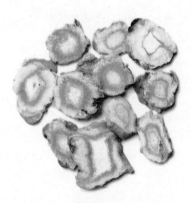

◇ 沙参，性微寒、味甘苦，能够清热养阴、润肺止咳。

淡，少喝酒，少吃辛辣刺激性食物；另外要保持平和的心态，少发火。平时可以用菊花、莲心、金银花来泡茶喝，这些花草茶都具有清热去火的作用。如果是由阴虚内火引起的两颊红的话，就要滋阴清热了。在这方面麦冬、石斛、沙参这些中草药是不错的选择。

中医古籍这样说

《难经》中："望而知之谓之神，闻而知之谓之圣，问而知之谓之工，切而知之谓之巧"，把诊断的境界分成了神、圣、工、巧四个层次，最高的，就是通过望诊，即可知道患者的病情大概，古人认为这是最高层次的诊断。

《证治准绳·察色要略》说："赤色属火，主热，乃手少阴心经之色。"面色赤红主要是体内有热引起的。

《素问·刺热篇》说："肝热病者，左颊先赤；心热病者，颜先赤；脾热病者，鼻先赤；肺热病者，右颊先赤；肾热病者，颐先赤。"

《中藏经》说："胃热则面赤如醉人。"胃火过旺，人的面部就会赤红，像喝醉了酒一样。

脸色发青，
不是肝出问题就是受寒了

平常还经常看到人们的脸色发青，严重的时候呈铁青色。这种情况经常出现在人们发怒的时候，经常说气得脸都青了；或者受到寒冷侵袭的时候，冻得脸都青了。青色并不是正常人应该有的脸色，脸色呈现青色，往往是某些疾病发生的信号。

○ 不良的生活习惯让你的脸色越来越差

中医认为脸色发青主要跟受寒、疼痛、瘀血、惊风有关；青色属肝，青色跟肝的关联最大。就像外面比较寒冷时水就会凝结成冰，体内寒气较重也会造成气血凝固不流通。气血不通到达不了头部，或者瘀堵在某处，就容易出现脸色发青以及筋脉拘急的情况。这种情况有时候体内寒气比较重，气血又瘀堵在一起，就容易出现腹部疼痛，比如有的人受了寒会肚子疼，严重的时候脸色青白。

另外，中医认为"心阳虚"，阳气不足以推动气血运行，也会造成心血瘀阻，致使脸色发青，口唇发青、发紫，这是肌体缺氧发绀的表现。像冠心病、心绞痛等心脑血管疾病都可能会出现这种情况，尤其需要注意。如果小孩的鼻梁发青，就会经常出现抽搐、惊风等情况，也要高度重视。女人脸色发青一般是脾虚肝火旺引起的，经常出现在脾气大、易怒、月经不调这些人群身上。

　　具体来说，导致脸色发青主要有以下四方面的原因。

　　原因一：喝酒。常喝酒的人脸色是偏红的，因为酒精的作用，爱喝酒的人往往红光满面。但是，酒量不好又喝了很多酒的人，往往脸色就会由红转青。有的人一脸"铁青"回到家，家人还以为是受寒感冒了，其实是肝脏负荷不了酒精的"毒"了。在中医里，这种情况通常属于"气血瘀阻"，是因为酒精导致肝脏受损，全身气机运行不畅，心肌缺血而引起脸色发青。医生建议：喝酒后脸色会发青的人最好不要喝酒，容易引发心血管疾病。可用绞股蓝、溪黄草、柴胡、灵芝、枸杞子、猪苓、甘草等中草药煮水当茶喝，或在饮酒时吃些醋拌蔬菜或者水果。

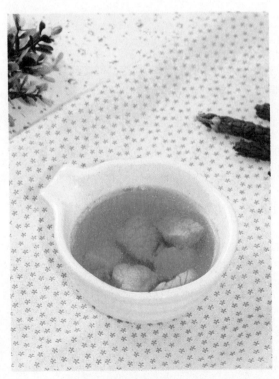

◇ 夏枯草瘦肉汤

　　原因二：熬夜。经常熬夜、睡眠质量不好的人会出现面色晦暗发青，中医认为胆经、肝经在夜间子时、丑时经气旺盛，过了肝脏休息的时间还不睡觉，因而肝脏不能正常排毒，导致脸色发青。医生建议：每次用夏枯草10克、猪瘦肉50～100克、水适量共煲。肉熟后加盐少许调味，吃肉喝汁，每日一次。有清肝火、降血压之功效，适用于患有高血压的病人熬夜后出现头晕头痛及眼红症状时服用。

原因三：生气。常生闷气的人脸色是很可怕的，不只因为其阴沉、不笑、板着脸，还因为这种人的脸色一定会发青，像是没有血色一般，看上去让人不禁想退避三分。这种情况引起的脸色发青，大多是因为肝气郁结。肝是负责调节体内气机运行的。气机调达，肝就会健康。如果经常生闷气或是心里郁闷，气就郁堵在某一处，这时肝功能也会受到影响。这类人除了脸色发青之外，还会有胁肋胀痛、月经不调、食欲不振等表现。医生建议：常饮佛手玫瑰茶，薄荷5克、佛手10克、玫瑰花5克，用沸水冲泡代茶饮。

原因四：疼痛。现代人常有不明原因的疼痛，可能是因为工作姿势，也可能因为家务繁重，也有因为什么都不做，懒出来的疼痛。当人疼痛的时候，脸色也会发青，究其原因，是体内血脉瘀阻所致。疼痛最常见的应该是脸色发白，但是假如发现面色苍白带青，则除了疼痛之外，体内多为阴寒内盛，导致经脉拘急，气血瘀阻。比如体虚的人、容易感冒的人，疼痛起来多半会白中透着青。建议针对疼痛病因进行调理。同时增强身体锻炼，增补体内的阳气，将阴寒之气祛除体外。可以每天晚上泡脚，早上用姜片泡红枣水喝。不吃寒性的食物，多吃温性、补气血的东西。

Tips　　　　　　　　中医古籍这样说

《难经》说："肝，外证面青，善洁，善怒。"脸色发青多是肝出了问题，人还容易发怒。

面色萎黄，
多半是脾虚瘀滞惹的祸

　　每个人都希望拥有一个好气色，然而往往事与愿违。现实中常常看到一些人面如菜色，脸色枯黄没有光泽，整个人看起来都病恹恹的没有精神。很多人都说这是营养不良了。这跟营养不良确实有一定的关系，然而究其根本原因，还是脾胃、气血方面出了问题。

○ "黄脸婆"是这样产生的

　　中医认为面色发黄主要跟脾虚和体内有湿导致的瘀滞有关。脾气虚弱导致不能运化体内的水湿，水湿淤积在体内，气血也不能荣养面部，就会出现脸色发黄。面色淡黄看起来枯槁没有光泽就是萎黄。这一般跟脾胃虚弱、气血不足有关。还有一种黄，中医叫作黄胖，就是脸色发黄而且看起来虚胖，这主要是由脾虚体内湿气重引起的。脾虚导致气虚，不能很好地将气血运输到脸面，导致脸色发黄；同时脾虚就不能很好地固摄体内的水湿，水湿淤积在面部，给人的感觉就是虚胖。另外还有一种人又黄又瘦，这种人一般是体内有虚寒，脾胃不好。

　　下面说一说很多女性都关心的"黄脸婆"问题。这主要是由脾虚、气血瘀滞引起的。所谓瘀滞，就是体内的气血不通引起的堵塞，如气滞血瘀、肝郁气滞等。为什么瘀滞会让你成为黄脸婆呢？因为产生瘀滞以后，气血不能到达该到达的地方，无论是脏腑、皮肤还是毛发，都得不到足够的营养，所以就会出现气色差、皮肤粗糙的情况。另外，我们的身体经过代谢会产生一些垃圾和毒素，如果体内出现瘀滞，运输能力下降，垃圾排不出去，那么皮肤的代谢就不好，就会失去弹性，指甲也会没有光泽。简单地讲，就是身体得不到养分或身体里的毒素排不出去，久而久之，人就容易老了。

○ 通过运动、饮食调养来补脾活血

要解决瘀滞的问题，最重要的就是要改善生活方式，如多运动。运动可以促进身体的新陈代谢，加速血液的运行。心跳加速，呼吸次数就多了；呼吸次数多了、出汗多了，身体的垃圾当然就排出去了。中医对于排出体内垃圾的治疗方法有汗、吐、下、消等。"汗"就是通过运动排汗，是比较健康的；"吐"就是催吐，对身体有一定的害处；"下"就是吃泻药以排泄，也不是很健康。所以，"出汗"是最健康的排毒方式，身体的一些有毒物质通过汗液排了出来，整个血液循环也就加快了。在运动方式上，有氧运动是比较好的方式，如跑步，它可以让你的脑子产生一些肽类物质，产生一种欣快感，不良情绪也能有所舒解。此外，快走也是比较不错的方式，每分钟走 110 步到 120 步，不同年龄的人快走的步数可以稍作增减。还可以做一些简单的瑜伽之类的运动。

除了运动之外，一些有针对性的饮食也可以帮助解决气血瘀滞问题。其中，用藏红花泡水就有较好的疗效。《本草纲目》中记载，藏红花能活血，主心气忧郁，活血治惊悸。每次取 6 ～ 8 根，用沸水冲泡，喝 3 ～ 4 杯，能有效缓解气血瘀滞的问题。但是藏红花活血功效强，不宜多喝，隔日一次或一周两次为宜，孕妇则不能喝藏红花水。

用热水泡脚也好处多多，因为引起瘀滞的原因有寒凝、血热、痰阻等，

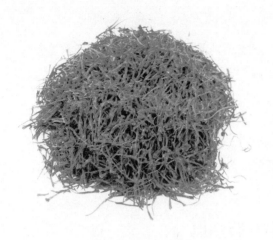

◇ **红花**有活血通经、降血脂的功效，适用于血瘀体质的人群，但**孕妇及月经过多者禁服。**

泡脚可以促进血液循环，刺激脚部经络，调理内脏。在泡脚时，也可以在水中添加一些像藏红花一样活血的药物。但藏红花价格昂贵且药性较猛，很多人并不适宜使用，而红花却要经济实惠得多。红花和藏红花只差一个字，也有活血化瘀的作用，而且没有藏红花药性那么猛，非常适合泡脚。其中有一个泡脚方就值得一用，取红花9克、鸡血藤15克、夜交藤15克、苏木9克，煎水泡脚，可以治气血瘀滞、失眠多梦、四肢欠温等。

面色发黄最主要的原因还是脾虚，要想改善面色发黄的状况，拥有一个好气色，还需要从健脾入手。党参、白术、山药、莲子、芡实（鸡头米）都有很好的健脾益气功效，在熬粥时适量放入一些，长期坚持吃对补脾气有不错的效果。

Tips ｜ 中医古籍这样说

《难经》说："脾，外证面黄，善噫，善思，善味。"脾虚的人多面部发黄，并且食欲不振爱打嗝。

《素问》说："阳明经终者，口目动作，善惊妄言，色黄。"阳明经脉气绝的时候，病人口眼牵引歪斜而困动，时发惊惕，言语胡乱失常，面色发黄。

胃里有火，就会牙疼，
去胃火是关键

俗话说："牙疼不是病，疼起来要人命。"小小的一个牙疼却可以疼得让人吃不下饭、睡不着觉，心情也大受影响。到底是什么原因引起的牙疼，牙疼时又应该怎样治疗和缓解呢？

○ 胃里有火就会牙疼

牙疼是指牙齿因各种原因引起的疼痛，为口腔疾患中常见的症状之一，常见于龋齿、牙髓炎、根尖周炎、牙外伤、牙本质过敏等。从西医方面讲，牙疼最常见的就是由龋齿、牙周炎、牙龈炎、牙齿损伤和牙神经问题引起的牙齿、牙床疼痛，多数跟不注意口腔卫生，牙齿周围残留食物残渣，不正确的刷牙习惯，以及缺乏维生素等引起的炎症有关。因此，出现了牙疼等口腔问题，首先应该去医院口腔科进行检查，确定病因然后对症治疗。同时，应该养成定期做口腔检查的习惯，最少一年检查一次。平时就要注意口腔卫生，不要等到问题严重了才想到治疗。

从中医方面讲，主要还是体内有火。与牙疼关系最大的就是胃火，这与一个人的体质和饮食习惯有很大的关系。如果一个人本身就是偏热性体质，又喜欢吃牛羊肉、辣椒等热性的东西，这些热性食物本身都是不易消化的食物，由此加重了胃的消化负担。而热性进入胃里，导致胃火旺盛，胃火上行到牙齿，就会引起牙疼。另外，肾阴虚、阴虚火旺也会引起牙疼。牙疼还有一个重要原因，就是人生气发脾气的时候，往往也会气得牙疼。一般来说怒伤肝，生气就会导致肝火旺盛，肝火往上走的话也会带着胃火往上走，肝火、胃火上行到牙齿周围，就会引起牙疼。

○ 治牙疼，清热去火是关键

既然牙疼疼起来要人命，平时应该怎样预防呢？主要还是以清热去火为主，牙疼主要是由胃火引起的，那么主要就应该去胃火。家里可以备一些牛黄清胃丸或牛黄上清丸一类的清热泄火药物，这一类药物一般药店都能买到。买到药后，一定要仔细阅读说明书，因为很多去火的药物是孕妇忌用或慎用的。另外，这一类的药物往往过于苦寒，容易伤胃和损伤人体的正气，所以应"中病即止"，也就是说，火下去了就应该马上停药，不主张长期服用。

当牙疼比较严重的时候，按摩、针灸能起到很好的缓解疼痛的作用。

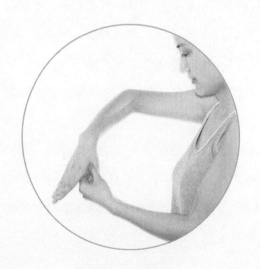

◇ 合谷穴位于手背的虎口位置，即大拇指和食指的中间位置，此穴具有理气止痛、泻火的功效。

针灸需要专业的医师才能进行，按摩却是每个人都可以自己做的。缓解牙疼很有效的一个穴位就是合谷穴。合谷穴位于手背的虎口位置，即大拇指和食指的中间位置。此穴具有理气止痛、泻火的作用，牙疼时可以连续重按此穴。

当然防患于未然，永远比亡羊补牢要好。要想拥有一口好牙齿，远离牙痛，就应该时刻保持口腔卫生，按时正确刷牙，饮食也应该以清淡为主，同时保持平和愉悦的心态。

Tips　　　　　　　　中医古籍这样说

《辨证录》说："人有牙齿痛甚不可忍，涕泪俱出者，此乃脏腑之火旺，上行于牙齿而作痛也。""人有牙疼日久，上下牙床尽腐烂者，至饮食不能用，日夜呼号，此乃胃火独盛，有升无降之故也。""人有牙齿疼痛，至夜而甚，呻吟不卧者，以肾火上冲之故也，然肾火上冲，非实火也。"

牙龈出血不可小觑，
平时多叩齿好处多

在很多人看来，牙龈出血都不是什么大问题。不就是刷牙、吃苹果等硬物的时候牙龈会流出少量的血吗？也不是特别疼，平时也不影响什么，因此很少关心。殊不知，牙龈出血不及时治疗，时间长了就会造成牙龈萎缩。牙齿松动脱落，到那时就后悔莫及了。

○ 炎症造成出血

牙龈出血是口腔科常见症状之一，是指牙龈自发性的或由于轻微刺激引起的少量流血。轻者表现为仅在吮吸、刷牙、咀嚼较硬食物时唾液中带有血丝，重者在牙龈受到轻微刺激时即出血较多甚至自发性出血。一般而言，牙龈的慢性炎症是导致牙龈出血的常见原因，故牙龈出血多见于牙周炎患者和牙龈炎患者；但有时也可以是某些系统性疾病的口腔表现，这时应予以足够重视。

导致牙龈出血的原因有很多，最主要的就是由于口腔不卫生，牙龈周围长期残留食物残渣，刷牙方式不正确，以及牙齿受到撞击等导致牙龈发炎出血。另外，内分泌失调，比如孕妇在孕期孕酮激素升高的情况下，牙龈组织在轻微刺激下也会引发炎症，导致牙龈出血。另外，某些血液系统的疾病、肝硬化、服用抗凝药物等因素也会影响凝血功能，导致牙龈出血。糖尿病患者由于牙床毛细血管缺氧，抵抗细菌能力下降，易造成牙床感染出血。

牙龈出血可分为被动性出血和主动性出血。被动性出血主要表现为在刷牙、进食、吸吮时，牙龈的毛细血管破裂出现渗血，血量少，多在唾液中可见血丝或所吃食物上及牙刷毛中有血液染色，经过冷水含漱后可自行停止。主动性出血指轻微刺激可引起牙龈大量出血，或者无任何刺激时牙龈出血，出血范围广泛，量多且不易止住，这种症状往往和病人全身健康状况有关，应该及时就医。

从中医方面讲，引起牙龈出血的主要还是胃火，一般出血量较多，血色鲜红，并伴有牙龈红肿、口臭、便秘等症状，治宜清胃泄火为主。如果长期反复出血，但出血量较少，且血色较黯淡，并伴齿摇而浮、头晕目眩、耳鸣、腰背酸楚，则是肝肾阴虚、虚火上炎导致的，治疗应该滋阴降火。

○ 防治牙龈出血小妙招：叩齿、牙龈按摩

既然造成牙龈出血的主要原因是炎症，防治当然是以去除局部刺激因素和消炎为主了。选择合适的牙膏，正确地刷牙，保持口腔的清洁，让致病菌没有在口腔内生长的环境，也就不会产生炎症，不会牙龈出血了。另

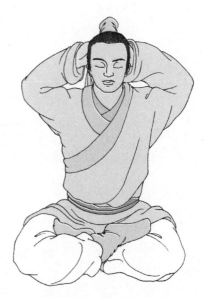

◇ 清晨洗漱完毕后，刻紧盘双腿端坐，静思凝神，叩齿36次。然后用两手叉抱颈后枕骨之下，稍作停顿后，循环做3组。

外，经常叩齿和对牙龈进行按摩，能够起到巩固牙齿和牙龈的作用，长期坚持，能很好地预防牙龈出血，并且使牙齿更坚固。叩齿就是上下牙齿相互叩击，每天坚持叩击100次，对巩固牙齿有很好的作用。牙龈按摩就是用舌尖按摩牙龈，顺时针、逆时针绕着牙龈反复转动，每天都给牙龈适当的刺激，还是很管用的。

古人云："清晨叩齿三十六，到老牙齿不会落。"需要注意的是叩齿的频率不能太快，应舒缓而有节奏。叩齿的强度一定要适中，用力过大会损伤牙齿。此外，不要在饭后马上叩齿，应将口腔的残食清除之后，再开始叩齿为好。

Tips　　　　　　　　　中医古籍这样说

《血证论》说："齿虽属肾，而满口之中，皆属于胃，以口乃胃之门户故也。牙床尤为胃经脉络所绕，故凡衄血，皆是胃火上炎，血随火动，治法总以清理胃火为主。"中医认为：牙痛、牙出血多是由于胃火旺盛引起的，调治应以去胃火为主。

总是口干口苦吃饭没味道，用麦冬、沙参泡水喝

　　总是感觉口干想喝水，嘴里总是感觉苦苦的，吃什么都没有味道，很多人都被这两个症状困扰过。准确来说口干口苦并不算什么病，一般都是在其他的病里夹杂着。

○ 口干口苦多是津液不足

　　口苦虽算不上什么大病，但严重的口苦则困扰着很多人，不仅会影响患者的情绪，而且还会使患者味觉减退而影响食欲，口苦究竟是怎样产生的呢？引起口苦的原因很多，有消化系统疾病如胆汁反流性胃炎、胆囊炎、胆石症等的病人都会引起口苦；口腔疾病以及患有某些感染性疾病的人也可出现口苦；其他如疲劳、睡眠不足、过度吸烟、酗酒等同样会引起口苦。有研究显示，现在也存在一种精神性口苦现象，一些人由于工作、学习压力过大，精神紧张、气愤、烦躁、焦虑、恐惧、忐忑不安、失眠时都可能出现口苦。

　　中医认为：肝火旺、脾胃不和的人容易出现口苦。根据中医相生相克理论，肝属木，木能生火，而脾胃属土，木是克土的，因此肝火一旺盛就容易克脾土，脾胃功能就会受到影响。正常情况下，肝气是往上走的，而胃气应该是向下运行的。但由于肝气过旺，它就不仅阻止了胃气向下运行，而且还

带着胃气向上走，这就影响了脾胃的运化功能。胃气跟着往上走，吃过的食物不能向下运行，反而是往上返，就会造成反酸、胃灼热或烧心、口苦这些症状的出现。同时，口苦跟胆也有一定的关系。都说"肝胆相照"，肝和胆是紧密相联的，肝火过旺，就会导致胆内也有火，苦苦的胆汁跟着胃气往上反，就容易造成口苦。

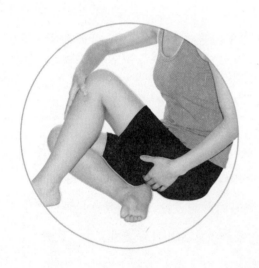

◇ 按摩阳陵泉治疗口苦

◇《灵枢.邪气藏府病形篇》提道："胆病者，善太息、口苦、呕宿汁……取阳陵泉。"阳陵泉位于人体的膝盖斜下方，小腿外侧，腓骨小头稍前下方凹陷中，是胆经气血会合之处。按摩阳陵泉可以治疗胆气上逆造成的口苦。

引起口干的原因比较多一些，如果长期感到口干，建议去医院检查一下，看是不是干燥综合征或者糖尿病之类的疾病引起的。排除这些疾病原因以后，大部分口干是由阴虚内热引起的，这跟津液不足有很大的关系。体内有热火就会损耗大量的津液，津液不足就会口干。另一种情况，虽然体内津液充足，但运化功能不好，津液运化不到口腔，也会感到口干，总是想喝水。

○ 麦冬、沙参代茶饮，缓解口干口苦

对于由于肝火过旺、阴虚津液不足引起的口干口苦，主要以滋养津液、清肝利胆来调养。可以以麦冬、沙参泡茶代水喝。麦冬，味甘、微苦，性微寒，具有滋阴润肺、泻火生津的作用，用开水冲泡代水喝，能有效缓解口干口渴的症状。**但麦冬性微寒，不宜长期服用，脾胃虚寒者慎用。**沙参，味甘、微苦，性微寒，能够养阴清热、益胃生津，用开水冲泡代茶饮也能起到缓解口干口苦的作用，**但沙参性微寒，脾胃虚弱、风寒感冒者禁服。**

○ 阴津不足口干舌燥，石斛，养阴还养颜

中医认为：人体的气为阳，体液为阴；人体的五脏为阴，六腑为阳；保持阴阳之间平衡，才能维持正常的生理功能。阴液为人体生命活动的物质基础，具有滋润形体脏腑、脑髓骨骼，抑制阳亢火动的作用，能维持正常的生长发育与生殖功能活动。如果人体阴液不足，就会出现精神萎靡，面色无光，眼干神滞，腰膝酸软、口干舌燥等症状。

石斛是养阴的要药，服用石斛可以滋阴养血明目、补益脑髓，有滋润肌肉、营养五脏、充养皮肤、增强体质等功能。早在东汉末年的《神农本草经》中就有关于铁皮石斛的记载，《本草纲目》《中药大词典》等中国古代多部医学著作中，都记载了石斛的药用功能。《中国药学大词典》称石斛"专滋肺胃之气液，气液冲旺，肾水自生"；《本草纲目》则认为石斛可以"除痹下气，补五脏虚劳羸瘦，强阴益精。久服，厚肠胃，补内绝不足，平胃气，长肌肉……轻身延年"。《神农本草经》论述久服（石斛）能厚肠胃、轻身、延年；《纲目拾遗》则记载在胃热阴虚，损伤津液的时候，以之（石斛）代茶，可以开胃健脾；清代《药性论》说石斛能补肾积精、养胃阴、益气力；

2015 版《中国药典》记载，石斛甘，微寒。归胃、肾经，有益胃生津，滋阴清热的功效。

铁皮石斛具有滋阴清热，益胃生津，补五脏虚劳、内脏不足，益精壮骨，养肝明目，厚肠胃，安神定惊，逐邪排脓，轻身延年，养颜润肤等诸多功效。

现代药理研究发现，石斛含有多种微量元素和七种人体必需的氨基酸，与人体健康长寿有着密切的关系，具有刺激唾液分泌、抗疲劳、耐缺氧的作用，能提高体内 SOD（延缓衰老的主要物质）水平，从而增强其抗衰老的功能。石斛能提高应激能力，能够促进胃液分泌，增强胃的排空能力，帮助消化，对幽门螺旋杆菌有较好的抑制作用。临床研究还表明，石斛不仅可以增强胰岛素活性，同时能显著降低血糖水平，使血糖恢复正常；可促进循环、扩张血管、降低血胆固醇和甘油三酯，对抗高脂血症及心脑血管疾病。石斛中含有的黏液质，对人体皮肤有滋润营养作用，可缓解皮肤老化，淡化皱纹。

需要注意的是，虽然石斛养阴又养颜，但是对于**阳虚的人**来说，是**不宜服用**的。

Tips   中医古籍这样说

《素问·痿论》说："肝气热，则胆泄，口苦。"黄帝内经认为口苦与肝胆有热关系密切。

《景岳全书》说："口苦者未必悉由心火……盖凡以思虑劳倦，色欲过度者，多有口苦、舌燥，饮食无味之证。此其咎不在心脾，则在肝肾，心脾虚则肝胆邪溢而为苦，肝肾虚则真阴不足而为燥。"说明口苦除与肝胆热盛、心火上炎相关外，也有因肝肾不足引起的。

口疮虽小却疼痛难忍，
吃点儿苦味蔬菜来缓解

　　口疮虽不是什么大毛病，但一个小小的口疮疼起来，却能让人吃不下饭，喝口水都觉得疼痛难忍。而且几乎每个人都受到过口疮的折磨。对于这小小的口疮，很多人是又恨又无奈。

○ 中西医双方面辨口疮

　　《素问·金匮真言论》认为"脾开窍于口"，意思是脾的功能可以从口反映出来。《灵枢·脉度》："脾气通于口，脾和则口能知五谷矣。"对于口疮，从中医方面讲，主要是脾胃有热，口腔出了问题，很多情况下是脾胃出了问题。脾胃有热，通俗地讲就是上火了，胃火表现在口腔里面就是口疮。此外，中医认为心开窍于舌，如果心经有热，也会口舌生疮，多以舌尖为主。从西医方面讲，长口疮主要跟自身的免疫力和维生素缺乏有关。体内缺乏维生素，就会经常长口疮，这也是每当长了口疮，身边人都会让患者多吃富含维生素的蔬菜水果的原因。另外消化不良、偏食、胃溃疡等消化系统疾病也会诱发口疮，这方面与中医讲的脾胃方面出问题是相一致的。

　　爱长口疮还有生活习惯和情绪方面的原因。睡眠不足、过度疲劳、工作生活压力大、精神紧张、焦虑不安等都会消耗体内的津液，造成阴虚火旺，从而诱发口疮。长期反复的口腔溃疡，要关注一下有没有伴随外阴溃疡、眼部症状、关节疼痛等，如果有，就要考虑一种免疫系统疾病：白塞氏综合征，需要专科系统的治疗。

○ 治疗口疮，清火是关键

口疮疼痛难忍，怎样才能让长口疮的痛苦降到最低呢？既然口疮多是由脾胃有热、心火上炎引起的，清火就是关键。苦味食物能够去除体内的火气，因此多吃一些苦瓜、苦菊、芥蓝等苦味食物能起到去火的作用，另外就是多补充富含维生素的蔬菜水果，少吃油腻、不好消化、辛辣刺激的食物。

这里有几个治疗口疮的小方子。一个是生蒲黄粉，用棉签蘸取少量的生蒲黄粉，点在溃疡的地方，每天点三四次，两三天疼痛就会明显减轻。生蒲黄粉是黄色的粉末，一般的药店都能买到，买十克左右就够了。另一个就是茵陈水漱口。用干茵陈泡水，泡好后含一口，在口腔中停留一分钟左右，然后将茵陈水吐出，每天多用茵陈水漱几次口，不用两天口疮引起的疼痛就能

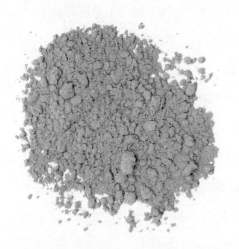

◇ 生蒲黄粉，性平味甘，具有止血化瘀的作用。

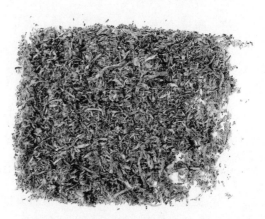

◇ 茵陈，性微寒、味苦辛，具有清热利湿的功效。

明显减轻。茵陈在药店一般也能买到。

竹叶也是常用的治疗口疮的中药。竹叶性甘、淡，味寒，清心火。中医认为心与小肠通过经脉的络属构成表里关系，经脉相联，故气血相通、相互影响。用竹叶泡茶，清热利尿，导邪热从小便而出，体现了中医上病下治的整体观。

Tips ·········· 中医古籍这样说 ··········

《素问·至真要大论》说："火气内发，上为口糜。"长口疮多是因为心火旺盛。

《内经》说："膀胱移热于小肠，膈肠不便，上为口糜。"便秘上火也容易长口疮。

《景岳全书》说："口舌生疮，固多由上焦之热，治宜清火，然有酒色劳倦过度，脉虚而中气不足者，又非寒凉可治，故虽久用清凉终不见效。此当察其所由，或补心脾，或滋肾水，或以理中汤，或以蜜附子之类反而治之，方可痊愈。此寒热之当辨也。"可见口疮亦有虚实之分，分清原因才能对症治疗。

睡着了经常流口水，
从脾上找原因

很多人都有这样的经历，早上醒来发现嘴的下方有一摊口水，中午趴在桌子上小憩一会儿醒来也会发现桌子上留下了一小摊口水。虽然不是什么大毛病，但挺大的人了还流口水也挺难为情的。这到底是怎么回事呢？

○ 脾气虚、睡觉姿势不当都会导致流口水

口水其实是人体内正常的津液，有助于清洁、保护口腔和消化。一定量的口水是人体所需要的，但如果口水过多或其他原因导致口水经常流出口外就需要注意了。中医认为，流口水是脾虚的表现。口水也称口津、涎，是指唾液中比较清稀的部分。涎由脾气化生并传输到口腔，故有"脾在液为涎"之说。在脾气充足的情况下，脾的"固摄"功能和涎液的化生正常，故涎液能正常传输，帮助吞咽及消化食物，但不会溢出口腔。但在脾虚的情况下，脾的"固摄"功能失调，涎液不能正常传输，从而发生"流口水"的现象。

一般来说，小孩流口水的现象比较多。走在大街上，经常看到很多小孩都有流口水的现象，这是因为小孩本身的脏腑功能还没有发育完全，脾处于很娇嫩柔弱的状态，脾气的固摄运化功能还不强，所以会流口水。这对于6个月到3岁的孩子来说是正常现象，但孩子如果比较大了还是总流口水就要考虑是不是脾气虚弱或者其他原因了。另外，如果成年人经常流

口水，排除脾虚的原因外，还有可能是中风或面瘫留下的后遗症。中风或面瘫后往往会造成面部肌肉运动失常，使得面部肌肉无力、口角下垂，嘴不能很好地闭合就容易流口水，这种情况通常是一侧的口角流口水。

具体来说，流口水通常由以下几个原因引起。

一、口腔卫生不良： 口腔里的温度和湿度最适合细菌的繁殖，牙缝和牙面上的食物残渣或糖类物质的积存，容易发生龋齿、牙周病，这些不良因素有刺激，可造成睡觉时流口水。口腔内的炎症也会促进唾液分泌。如口腔被细菌感染，疼痛明显，容易流口水，需要局部用药促进溃疡愈合，流口水的情形会自动消失。

二、前牙畸形： 这可能由于遗传因素造成后天不良习惯，如啃指甲、吐舌、咬铅笔头等，造成前牙畸形，睡觉流口水。

三、神经调节障碍： 唾液分泌的调节完全是神经反射性的，所谓"望梅止渴"，就是日常生活中条件反射性唾液分泌的一个例子。一些神经官能症或其他可能引起自主神经紊乱的全身疾病患者，睡觉时也可能出现副交感神经异常兴奋的情况，会使大脑发出错误信号，引起唾液分泌量增加。所以神经调节发生障碍，也可产生睡觉时流口水的情况。

四、可能是睡觉姿势不当： 像趴在桌子上睡、侧卧位睡觉，都容易引起流口水。

○ 常吃山药补脾气

既然睡觉流口水主要是由脾气虚弱引起的，那就要从健脾益气方面来调理了。山药性平、味甘，具有补脾养胃的作用；白扁豆性温、味甘，能够健脾化湿；补脾健胃平时可以多吃这两样食物。健脾是治本，但针对流口水的症状，平时可以适量吃一些有助于收涩的芡实、莲子等。平时也可以多按摩足三里、中脘、关元这些穴位，有助于调理脾胃，益气固元。如果是中风或面瘫的后遗症引起的流口水，也可以经常按揉合谷穴。

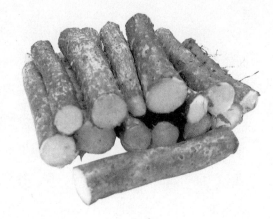

❖ 山药

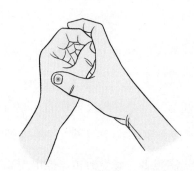

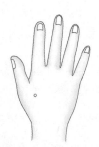

❖ 合谷穴位置示意图

Tips

中医古籍这样说

《内经》说："五脏化液，心为汗，肺为涕，肝为泪，脾为涎，肾为唾。"唾沫和口水异常是脾虚、肾虚所致。

《景岳全书》说："口角流涎，为太阴脏气之脱。"太阴是指脾，所以经常流口水多是脾虚引起的。

《张氏医通》说："夫脾主涎，脾虚则不能收摄，多兼流涎。"流口水多因脾热或脾胃虚寒、升降失常、不能固摄体内的津液引起的。

恼人的口臭，
用丁香来缓解

　　我们都知道经常上火、肠胃不好、心情不悦等会诱发口臭现象发生。然而，口臭的发生不仅会给患者正常与人沟通带来影响，同时也会让患者的心情变得更加抑郁。

　　口臭是指从口腔或其他充满空气的空腔中，如鼻、鼻窦、咽，所散发出的臭气，它严重影响人们的社会交往和心理健康，世界卫生组织已将口臭作为一种疾病来进行报道。调查显示，中国口臭患病率为27.5%。而在西方国家，则为50%。全球有10%～65%的人曾患有口臭。

○ 胃里有火就容易诱发口臭

　　中医认为口臭主要是由胃火旺盛、胃里有热引起的，可分为四大类型。

　　第一，胃火口臭，多由火热之邪犯胃所致。胃本来是消化、运化食物，使食物向下走的，但因为胃火过盛，导致食物不仅不能向下运化，反而会逆反向上，未消化完全的食物都带有腐臭的气味，引起口臭。除了口臭外经常伴有面赤身热口渴饮冷、口舌生疮、牙龈肿痛等症状。第二，积食口臭，多半是由于吃得过多或吃多了肥甘厚腻等不易消化的食物造成胃部积食，损伤了脾胃。第三，热痰口臭，多由热痰犯肺或热痰郁久化脓化腐引起。其证除口臭外，每兼咳吐痰浊或脓血、胸痛短气等。第四，虚热口臭，多由阴虚生

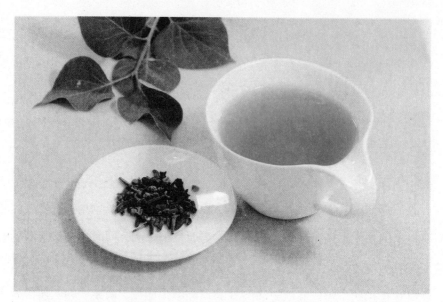

◇ 有口臭困扰的人群可以尝试一下丁香花茶，作为花草茶茶材的丁香花为药用丁香的干燥花蕾。干燥的丁香花蕾略呈短棒状，表皮呈红棕色至暗棕色。以个儿大、粗壮、颜色呈紫棕色、香气强烈、出油多者为佳。平时饮用此茶，能起到缓解口臭的作用。

内热所致。西医则主要认为口臭是因为不注意口腔卫生，导致口腔有炎症、细菌感染造成的。

口臭还可能由以下原因引起。经常不刷牙、饭后漱口和刷牙草草了事的人都是易患口臭疾病的主要人群，因为口腔中的食物残渣经过细菌的分解，长时间残留就会使口腔中产生臭气，从而诱发口臭。另外，还有一些戴假牙的人在平时没有做好假牙的清洁工作，这样也是会增加人们发生口臭的次数的。牙齿出现了病变，这样我们的牙齿就会处于炎症、红肿和出血等状态，不及时地治疗病变的牙齿也是导致口臭发生的原因之一。还有一部分病人是因为身体上的其他部位发生了疾病，其中比较常见的就是消化不良、支气管炎等，这些疾病都是会让我们的身体产生口臭的。另外，患有慢性鼻炎的人也会口臭的。

口臭不是什么大毛病，却让人感到很尴尬。平时怎样做才能避免口臭的产生呢？首先要注意口腔卫生，养成每天刷牙的习惯，保持口腔清洁。同时还要饮食清淡少吃辛辣油腻等不易消化的食物。平时多用淡盐水或者绿茶水漱口，它们都有清热杀菌、清洁口腔的作用。另外，用丁香能起到很好的缓解口臭的作用。丁香又叫"鸡舌香"，气味芬芳。丁香花蕾含挥发油（丁香油），有杀菌、消炎等作用。可以用公丁香 1 ~ 2 粒含在口中，去除异味。

另外，佩兰也可以治疗口臭。佩兰芳香化湿，可以用于湿热比较重的患者。佩兰 15 克，水煎服，日 1 剂，每次煎 10 分钟，含漱或者内服。治疗口臭有效。

Tips　　　　中医古籍这样说

《中医临证备要》说："虚火郁热蕴于胸胃之间则口臭，或劳心味厚之人亦口臭，或肺为火灼亦口臭。"口臭主要是由于虚火郁积在胃里，或者吃得过于油腻，或者肺火过盛引起的。

《仁斋直指方》说："口臭一证，乃热气蕴积胸膈之间，挟热而冲发于口也。"口臭的发生除与口腔卫生有关外，脏腑积热是口臭多发的重要原因。这些人在有口臭的同时，常会伴有口渴、口干、便秘、牙龈红肿等症状。

胃火、胃寒、气滞，**打嗝**原因不同，调理方法各异

有人经常正说着话呢突然开始打嗝了，或者有点儿吃撑了就开始打嗝了，有的人一生气就爱打嗝。打嗝虽然不是什么病，却让人感到非常尴尬。经常打嗝到底是怎么回事呢？

○ 胃气上逆就爱打嗝

其实打嗝并不是病，偶尔打嗝是我们身体的一种自我保护反应。在我们的胸腔和腹腔之间，有一个像帽子一样厚厚的肌肉膜，医学上称为膈肌，它将胸腔和腹腔分隔开。如果有任何因素刺激到膈肌，比如吸入过多空气或饮食上出了问题，分布在膈肌上的神经就会把刺激传导给大脑，大脑就会发出指令，使膈肌发生痉挛收缩，就会打嗝。

中医认为打嗝的主要原因还是在胃上，主要是由于胃气上逆造成的，可由饮食不节制引起胃气不降，或情志不和、肝犯胃气，或正气亏虚、耗伤中气等，分为胃寒、胃热、气滞、脾胃阳虚、胃阴亏虚等多种类型。中医说胃气以通降为顺，日常生活中有一些治疗打嗝的小窍门，比如喝点儿水，或者吓唬一下就可以缓解的方法也不无道理，这是借其让气机下降的作用所达到的效果。

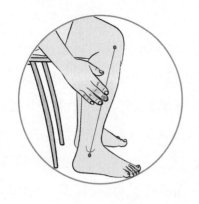

◇丰隆穴，位于膝盖外侧与脚踝连线正中间的点上，按摩丰隆穴可以调理脾胃气机，疏解肠胃胀气。

○ 胃火、胃寒、气滞打嗝，对症调治

对于饭后经常腹胀打嗝的人，按压丰隆穴能起到很好的缓解作用。丰隆穴在膝盖外侧与脚踝连线正中间的点上，用指腹以画圆方式按压，以有酸胀感为宜，每次 15 下，每天按 2 ~ 3 次。丰隆穴是足阳明胃经上的穴位，有疏通脾胃表里这两个经络里的气血，促进水液代谢的作用，还有降痰浊、化瘀血，泄热通腑的功效。刺激丰隆穴可以调理脾胃气机，使脾胃向下运化食物津液，改善饮食不节制过饥过饱等造成的脾胃功能失调，疏解肠胃胀气，这样一来，打嗝自然就消失了。

现代医学认为，打嗝多是肠胃功能失调、消化功能不好导致的，按压丰隆穴具有很好的治疗慢性肠胃病的效果，可以消除腹胀感，对长期的胃胀、打嗝、食欲不佳有很好的疗效。

此外，临床常用的治疗呃逆的穴位还有内关、足三里、中脘、攒竹等。

如果打嗝声音洪亮并伴有口臭，喜欢喝凉水，舌苔黄，那是有胃热，可以用芦根竹茹汤来治疗。取芦根 30 克，竹茹 15 克，水煎去渣代茶饮。本方有清热、和胃、止吐之功效，适用于胃热呕哕、反胃、口渴、心烦等症。

还有一种情况，就是吃了生冷的东西或者吸入了过多的冷空气导致胃里受寒，也会发生打嗝的现象。这种情况就是典型的由胃寒引起的打嗝。这种情况下赶紧喝一杯韭菜红糖水能快速止住打嗝。韭菜红糖水的做法很简单，

将一小把韭菜洗净榨汁，大约200毫升，加入姜汁适量、红糖少许，调匀后服下即可。韭菜性温、味甘辛，具有温中下气、补虚、调和脏腑的功效；益肝健胃，其散发出的独特辛香气味有助于调理肝气、增进食欲、促进消化、散瘀活血、行气导滞等，在韭菜中加入生姜和红糖有助于增强韭菜的功效。

如果是积食引起的打嗝，其原因大多是进食过快、过分饱胀和胃肠动力不足，这时可以喝点儿生山楂水。取生山楂适量，压碎榨汁，每次饮用15毫升，每天2～3次，饭后饮用，可预防打嗝。如果是由于情志不和、肝气犯胃引起的打嗝，平时可以多吃些疏肝理气的食物，比如陈皮、柑橘之类的，有助于缓解症状。

积食，还可以试试捏脊。具体的操作方法是：两手沿着脊柱的两旁，用捏法把皮捏起来，边提捏，边向前推进，由尾骶部捏到枕项部，重复3～5遍。有调整阴阳，通理经络，促进气血运行，改善脏腑功能等作用。

打嗝虽然是非常常见的一件事情，一般也可以很快止住，但如果长期打嗝不止，甚至持续数年，就需要警惕是不是患有器质性疾病了，需尽快去医院进行检查。

Tips　　　　　　中医古籍这样说

《素问·宣明五气篇》谓："胃为气逆，为哕、为恐。"胃气上逆经常会导致打嗝。

《景岳全书·呃逆》曰："皆其胃中有火，所以上冲为呃。"胃中有火，导致胃气上逆会引起打嗝。

《古今医统大全·咳逆》所说："凡有忍气郁结积怒之人，并不得行其志者，多有咳逆之证。"情志不遂、恼怒伤肝，气机不利，横逆犯胃，胃失和降，胃气上逆可发为呃逆。

胃热干呕喝甘蔗姜汁，
伤食呕吐喝胡椒紫苏生姜水

呕吐虽然不是经常发生的一种症状，但一旦发作了是非常难受的。胃里极度不舒服，感觉胆汁都要吐出来了，坐着也难受，躺着更难受，不知如何是好。

○ 干呕不止，需对症调治

干呕是指只有呕吐的声音和动作，但没有东西吐出来。这种情况经常出现在早上刷牙或者肠胃不舒服的时候。出现干呕的情况，女性首先要看是不是妊娠反应，然后再看是不是由慢性咽炎、扁桃体炎等疾病引起的症状。如果排除了这些原因，基本就是由于胃肠功能紊乱和消化吸收不良引起的了。

中医认为，干呕是胃气上逆的缘故，分为食滞型、肝郁型、胃寒型、胃热型、脾胃虚寒、胃阴虚型等不同类型。如果是平时爱吃辛辣食物，又有大便干结、口干口渴等症状的话，就是胃热型干呕了。像吃了过多的牛羊肉、辛辣等偏热性食物，就会造成外热侵入脾胃，胃热上逆导致干呕，这时候应该通过清热、和胃降逆来调治，甘蔗姜汁就是不错的选择。

甘蔗性寒味甘，有滋补、清热、生津止渴、和胃止呕的作用，能很好地缓解口干舌燥、反胃呕吐、消化不良、大便燥结等症状带来的不适。甘蔗搭配辛温的姜汁，不会太寒凉，在清热解毒的同时，可以和胃止呕，对于胃热、妊娠反应、慢性胃病等引起的干呕不止有一定的作用。**但有胃溃疡及消化不良的人慎用，糖尿病患者不宜食用。**

竹茹也是治疗胃热呕吐的常用药，而且有清热安胎的作用。可以用竹茹20克、粳米100克煮成粥，粥将熟时加入少量生姜。食用此粥可有效缓解胃热呕吐等症状。

生姜又称为"呕家圣药"，各类呕吐均可搭配应用，尤其适合胃寒呕吐。生姜祛病保健的方法由来已久。在现存最早的中药专著《神农本草经》里也有关于姜的记载："干姜，味辛温，主治胸满，咳逆上气，温中止血、出汗、逐风湿痹，肠下利。"李时珍在《本草纲目》中也推崇姜的妙用："姜，辛而不劳，可蔬、可和、可果、可药。"民间也有"朝含三片姜，不用开药方"，"冬有生姜，不怕风霜"，"冬吃萝卜夏吃姜，不劳医生开药方"，"家备小姜，小病不慌"等说法。

治疗干呕的另一个好方法就是吃醋泡生姜。其做法是先把生姜洗净晾干，而后切成一元硬币厚度左右的姜片，放到干净、没有油腥的瓶子里，再把醋倒入瓶子里，醋一定要没过姜片，加盖密封，把这瓶用醋泡的姜片放到冰箱的冷藏室里，一周以后就可以吃了，每天早上吃2～3片，可以治疗干呕。

在次方中，生姜为芳香性辛辣健胃药，生姜的提取物能刺激胃黏膜，增

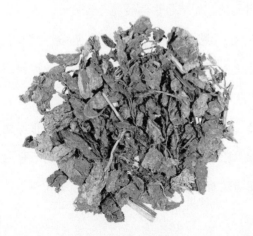

✧ 紫苏性温味辛，有行气和胃的作用，常用于治疗腹胀呕吐。

强胃液的分泌和肠壁的蠕动，促进胃的排空，振奋胃功能，达到健胃止呕的作用；香醋是收敛的，醋泡姜片可以中减轻生姜宣发的力量，姜性由此变得平和起来，既升阳气，又疏发肝气。

治疗干呕的方法有很多，但需要辨证治疗，如果是胃虚气逆、气滞腹胀引起的干呕，可以用橘皮、砂仁、木香等具有理气养胃功效的食物来调理；如果是胃寒引起的干呕，就需要驱寒和胃了，干姜、红糖都是不错的选择；胃热引起的呕吐就需要清热去火了，可以适当吃一些苦味食物，如苦瓜、苦菊等；胃阴不足引起的呕吐可以用麦冬、石斛泡水或者熬粥，有养阴和胃的功效。

○ 伤食呕吐，都是饮食不当惹的祸

现在的年轻人吃东西都没有顾忌，大吃大喝后很容易伤食，伤食后食物滞留在胃里，不能及时消化，就会出现腹胀腹痛、恶心呕吐的症状。饮食不当主要分两方面，一方面是过食生冷刺激性食物。比如大冬天的还喝冷饮、吃雪糕，夏天更是毫无顾忌地喝大量的冰镇啤酒、饮料来解暑。殊不知，胃向来是喜欢温暖的，往暖暖的胃里倒入大量的冰冻生冷食物，胃肯定吃不消，胃得了短暂性"感冒"，其消化蠕动功能就会减弱，造成积食和胃气上逆，从而引起恶心呕吐。对于这种受寒引起的恶心呕吐，需要温中散寒，可以试试下面这个方子。

白胡椒、紫苏、生姜各5克，加水煎煮，去渣取汁，分两次饮用。每天1剂，连服1～3剂即可见效。紫苏性温味辛，有行气和胃的作用，常用于治疗腹胀呕吐，和油腻的食物搭配食用有助于消化吸收。另外，喝酒后吃一些紫苏，可以起到解酒的作用。胡椒，普通的调味品，却具有温中下气的功效，对调理寒痰积食、脘腹冷痛、反胃呕吐有很好的效果。

上面的偏方只适用于胃寒呕吐，如果是过食油腻，吃大鱼大肉后消化不良引起的伤食呕吐、便秘腹泻等应该吃点儿白萝卜蜂蜜来调理。白萝卜 1 个洗净切丝，捣烂成泥，拌上 50 克蜂蜜，分两次吃完，连吃 1 ～ 3 次即可见效。白萝卜性凉，有清热生津、顺气消食、促进肠胃蠕动的功效；搭配补脾胃、润肠通便的蜂蜜，能够健脾和中、养胃，适用于积食引起的恶心呕吐。

内关配足三里治疗呕吐。有些人恶心呕吐时吃不下药，一闻到药味就恶心得更厉害了，这时可以用穴位按摩。常用的配伍是内关配足三里。内关可宽胸理气，降逆止呕，是止呕经验穴；足三里可疏理胃肠气机，通降胃气而止呕。通过按摩可以缓解症状。

此外，可以用穴位贴敷，选用神阙（即肚脐）、中脘、内关、足三里等穴位，把生姜切成硬币大小的薄片，贴在穴位上，用胶布或者伤湿止痛膏固定，可以缓解呕吐，也可以用来预防晕车呕吐。

Tips   中医古籍这样说

《济生方·呕吐》说："若脾胃无所伤，则无呕吐之患。"发生呕吐的基本病机都在于胃失和降，胃气上逆。

《三因极一病证方论·呕吐叙论》说："呕吐虽本于胃，然所因亦多端，故有饮食寒热气血之不同，皆使人呕吐。"呕吐虽然主要是由脾胃失和引起的，但诱发原因很多，比如饮食不节、过寒过热等。

《症因脉治·呕吐》说："痰饮呕吐之因，脾气不足，不能运化水谷，停痰留饮，积于中脘，得热则上炎而呕吐，遇寒则凝塞而呕吐矣。"饮食所伤，脾胃运化失常，水谷不能化生精微，反成痰饮，停积胃中，当饮邪随胃气上逆之时，也常发生呕吐。

痰多咳不停，
从脾上找原因

　　嘴里好像总是有痰想吐。走在路上时不时地就想吐痰，然而又不能随地吐痰，吐也不是不吐也不是，很难受。咳痰一般是呼吸系统疾病的一个病症，主要原因还是跟呼吸道感染有关。咳痰其实也是身体的一种自我保护，将呼吸道内的病理性分泌物咳出体外。

○ 脾为生痰之源，肺为储痰之器

　　虽然说咳痰是对身体的一种自我保护，但如果长期咳痰甚至严重的话就说明身体出了比较严重的问题，而且会影响到我们平时的工作、生活。咳痰首先要判断是新出现的短期的，还是反反复复长期的。如果是新出现的一般就是受到了外界的感染，也就是外邪入侵，比如感冒、肺炎之类的。这种根据病因进行相应的治疗、调养就可以了。如果是慢性的长期反复的就需要长期的治疗调养了。这种常见于老年人咳嗽、咯痰、气喘，尤其是天冷的时候尤为严重。痰要分白痰和黄痰。如果是白痰，一般就是体内寒湿比较严重，黄痰则是体内有热。还有一种人看起来白白胖胖的，跟这种人一起走路，会发现他时不时地吐痰，而且是比较清稀的白痰，这种人一般是虚胖，而且脾虚，体内痰湿比较重。

　　从中医方面来讲，痰主要跟肺脾肾有关。"脾为生痰之源，肺为储痰之器"即脾是生痰的地方，生了痰，往往储存在肺里。肾气不足水液就会四处流窜，形成痰；脾主运化水湿，脾虚了，体内的津液不能正常代谢就会生痰，痰储存在肺里影响气机，则肺的功能失常，就会出现咳痰的现象。

○ 有白痰多吃白萝卜，有黄痰多喝川贝雪梨粥

祛痰的话首先要找到原因，找到原因才能对症调养。如果咳的是白痰，说明体内有寒湿，可以用莱菔子熬粥或者煎水喝。莱菔子就是白萝卜的干燥种子，性平味甘辛，能够消食除胀、降气化痰，一般在中药店都可以买到。另外也可以用白萝卜熬粥喝或者切丝淋上适量蜂蜜凉拌来吃，能在一定程度上缓解咳痰的症状。如果咳的是黄痰，就需要清热化痰了，最常见的调养方法就是川贝炖梨或者直接煮梨水来喝。川贝和梨具有很好的润肺

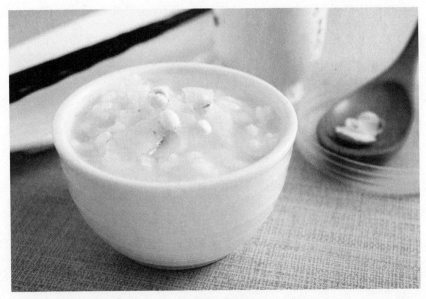

◇ 川贝雪梨粥

止咳、清热化痰的功效。

《医学衷中参西录》中有一个治痰的方子，叫健脾化痰丸。次方治疗脾胃虚弱，不能运化饮食，以至生痰。用生白术、生鸡内金各 60 克，各自研磨成细粉，各自用慢火焙熟（不可焙过），用蜜做成梧桐子大的丸药。每次服 9 克，开水送下。此方中白术为健补脾胃之主药，鸡内金消瘀积，补益与宣通并用。此方不但治痰效果好，还能增加食欲。

Tips　　　　　　　　中医古籍这样说

　　《证治汇补》说："脾为生痰之源，肺为贮痰之器……痰之源，出于肾"脾气亏虚，脾失健运，水谷不能化为精微上输以养肺，反而聚为痰浊，上贮于肺，肺气壅塞，上逆为咳。久病肺脾两虚，气不化津，则痰浊更易滋生。

　　《活法机要·咳嗽》说："咳谓无痰而有声，肺气伤而不清也。嗽谓无声而有痰，脾湿动而为痰也。咳嗽是有痰而有声，盖因伤于肺气而咳，动于脾湿因咳而为嗽也。"咳嗽无痰多是伤到了肺气，咳嗽有痰多是脾湿化而成痰。

嗓子疼，有异物感，想咳却咳不出来，用刮痧来疏通气血

总是感觉嗓子疼，嗓子里好像有痰之类的东西，想咳却咳不出来，到底是怎么回事呢？

○ 嗓子不舒服，多半是体内有热、气血瘀滞

出现了这种情况，大部分是咽喉发炎了，也就是人们常说的咽炎。咽炎分为急性咽炎和慢性咽炎。急性咽喉炎通常情况是由病毒或细菌引起，冬春季节比较常见，发病前常有受凉、疲劳、化学气体或粉尘的刺激、吸烟过度等诱因，急性咽炎大部分是感冒所造成的咽喉病毒性感染或细菌性感染，简单来说就是咽喉或者扁桃体发炎了，所以总觉得咽喉肿痛、有异物感。就中医来说，一般是感受风热，或者体内本有内热，再感受风寒，或者肺胃有火，就容易出现急性咽喉肿痛。这种情况还是以治疗感冒、清热利咽为主，像板蓝根这类的常用中成药，在清热利咽方面效果相当不错。

有些人嗓子总是长期地、反反复复地感觉不舒服，尤其是早上刚起来的那段时间里，嗓子总是有点儿疼，总觉得嗓子里有东西，咳又咳不出来，咽又咽不下去，这种情况一般就是慢性咽炎了。出现了这种情况，最好先去医院的耳鼻喉科检查一下，看看是不是咽喉里面长了息肉、肿物之类的东西，或者扁桃体肿大等其他的疾病。确定是慢性咽炎后，就可以按照慢

性咽炎的病症进行调理治疗了。

像这种总是感觉嗓子疼、嗓子里有异物的情况，总体来说还是因为体内有热引起的，可能是实火，也可能是阴虚内火，火气上升到喉部，就会造成咽喉肿痛。再一个就是跟外部刺激有关，感冒可能只是一个外因，但感冒没有好彻底，长期咳嗽会对嗓子造成损伤；经常说话，像老师，一天中的很多时间都在上课讲话。任何东西都不能无限制地用，用多了就会造成疲劳损伤，所以慢性咽炎也成了老师的一种职业病。咽喉有异物感，总是觉得嗓子里有东西，这种情况常见于女性。中医管这个叫"梅核气，咽中如有炙脔"，就是总觉得嗓子里有东西，吞不下去，吐不出来，就像含着一块干肉一样。这种情况主要还是跟气血瘀滞不畅有关。尤其是女性经常会心情郁闷、情志不畅，导致局部气血运行不畅，瘀滞在咽喉部位，就会觉得有异物感。这种情况调整情绪是关键。

○ 喝点儿花草茶，刮刮痧

出现了咽喉问题，首先要主要保护咽喉，不要吸烟，尽量少说话，饮食清淡。另外，可以用麦冬、桔梗、玉蝴蝶泡水喝，它们都有利咽的作用。桔

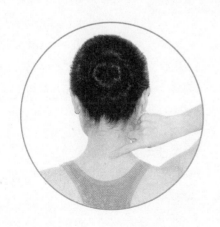

◇ 大椎穴就是低头后摸着最高的那块骨头，对其进行刮痧按摩具有清热去火的作用。

梗具有宣肺、利咽、祛痰、排脓的功效，用于咳嗽痰多、咽痛音哑等症状；麦冬有养阴润肺、益胃生津、清心除烦的功效，可以治疗肺燥干咳、阴虚痨嗽、喉痹咽痛等病症；玉蝴蝶能够润肺、舒肝、和胃、生肌，对于调治咽喉肿痛、咳嗽音哑有不错的效果。这几个中药花草都可以用来泡水喝代茶饮。

对于因内热引起的咽喉肿痛，有异物感等症状，刮痧也是一种不错的调养方法。可以对咽喉疼痛的部位进行刮痧，起到疏风散热、疏通气血的作用。也可以刮背部的大椎穴和肺俞穴。对其进行刮痧按摩具有清热去火的作用；肺俞穴位于后背肩胛附近，脊柱的旁边，刮痧能够去肺火。

列缺配照海治疗咽痛。列缺属于肺经，照海属于肾经，肺经、肾经都和咽喉相连，这两个穴位配伍，中医叫"列缺照海膈喉咙"，既能清热，又能滋阴，治疗咽喉疾病效果很好。

取穴及按摩方法为将两手虎口交叉，食指点在手腕的侧面，可以感觉到食指下面的骨头上有一个明显的纵向裂隙，这里就是列缺穴；沿内踝尖向下循按到内踝的末端，可以感觉到这里有一个明显的骨缝，即为照海穴。这两个穴位用指尖掐按，每次 3 ~ 5 分钟，每日 5 ~ 10 次。

Tips　　　　　中医古籍这样说

《包氏喉证家宝》说："咽喉，气之呼吸，食之出入，乃人身之门户也。其证虽繁，多归于火，盖少阴君火，少阳相火，二脉并络于咽喉。君火势缓，则热结而为疼为肿；相火势急，则热结而为痛为痹。"喉咙肿痛主要是由"火"引起的，调治方法应从去火入手。

《古今医鉴·梅核气》说："梅核气者，窒碍于咽喉之间，咯之不出，咽之不下，核之状者是也。始因喜怒太过，积热蕴隆，乃成厉痰郁结，致斯疾耳。"梅核气主要是由于情志郁结，痰气凝滞所致。调养应以理气解郁化痰为主，经典小药方为半夏厚朴汤。

走两步就气喘吁吁喘不上气，是怎么回事呢？

　　走在路上总会看到一些人，没走两步路就气喘吁吁了，呼吸急速好像喘不上来气了。这是怎么回事呢？很多人都认为这是体质虚弱造成的，这当然是一个很重要的原因，但如果从根源上找原因的话，就不仅仅是体虚的问题了。

○ "胸中有大气"，气足了才不会喘不上气来

　　一般出现了气喘，问题主要出在肺和心上。西医将哮喘分为肺源性和心源性。肺部疾病常见于慢性支气管炎、哮喘等，心脏疾病像心衰就会经常出现憋、喘、一走路就喘得厉害的情况。气喘分为虚、实两个方面。虚性气喘主要跟肺、脾、肾虚弱有关，如果是心源性的则跟心阳虚有关。实性气喘主要跟"寒痰水饮"有关。

　　所谓"寒痰水饮"，属于身体里的津液。中医把体内的津液分为水、饮、湿、痰等。"水"是其中密度最小、最清亮透彻的，易流动；"湿"相比水就要混浊一些；"饮"要更混浊浓稠一些，更容易聚集在身体的某一个部位，比如说聚集在胸腔，形成胸腔积液，阻碍了气血向上流通就会感到胸闷气喘；"痰"则是津液中最黏稠的部分，一旦形成，淤积在心肺上就会造成气喘。

　　"寒痰水饮"这些津液本来是阴性的，应该是向下运化的，但如果"水

饮"过盛，可能就会向上泛滥，到达心肺，中医将这种情况称为"水饮上凌心肺"。心作为人体的君主之官，是主人体阳气的。心阳就像天空中的太阳，照耀、温暖着身体的各个器官。但如果心阳虚弱的话，也就是阳气不足，不能很好地制约"水饮"这些偏阴性的津液，就会造成水饮上犯，出现气喘、憋气的现象。

另外，还有一种现象就是气短，呼吸急促，总感觉喘不上气，这主要是脾气虚、心气虚引起的。像有些人总爱长出气，好像胸中憋着一股闷气，呼出来才觉得舒服，这主要跟人的情绪有关，情志不畅造成肝气郁结就会觉得胸闷气短，这主要从疏肝理气方面来调养。但如果气短情况比较严重，感到呼吸困难的话，这个人在脾气和心气方面就比较虚弱了。中医认为胸中有"宗气"，人体内的气机是保证人体正常机能的一个重要因素，尤其是呼吸要靠胸中的宗气来维持。清朝著名中医张锡纯曾提出过"胸中大气"的说法。他认为人的呼吸主要依赖于胸中大气，即宗气的推动。其中心肺跟"胸中大气"的关系尤为密切，如果大气不足的话，就会出现气喘、憋闷、呼吸困难、提不上气来的现象。

此外，如果喘憋日久，就要考虑有没有肾气虚了。肾气虚的主要症状有气息很短促，呼气多而吸气少，感觉气要接不上了，一动就加重。中医说"肾主纳气"，就是说人体吸人之气，必须下归于肾，由肾气为之摄纳，呼吸才能通畅、调匀。所以说："肺为气之主，肾为气之根，肺主出气，肾主纳气，阴阳相交，呼吸乃和。"

○ 黄芪是补气良药

引起气短、气喘的原因各不相同，调养方法也应该因人而异，因病而异。如果是痰湿较重引起的气短气喘就应该化痰祛湿，平时多吃一些川贝、梨、陈皮、冬瓜等具有化痰祛湿作用的食物；如果是因为心阳虚、阳气不足，就需要温补心阳了；如果是脾气虚、心气虚，就需要补气了。黄芪可以说是补气圣药，性温味甘，具有很好的补气作用，张锡纯说黄芪"又能升气"，平时在熬粥、炖汤时都可以放入一些黄芪，对补养脾气、肺气、心气都有不错的效果。但是**黄芪偏热，有升血压的作用，对于阴虚内热、高血压的患者不合适**。另外人参、党参、白术这些中药材也有不错的补气功效。为什么喘表现在肺，而要补脾气呢？中医说肺属金、脾属土，五行学说中土能生金，所以常常用补脾来治肺，叫做"培土生金"。

补肾纳气治疗久喘。蛤蚧是常用的治疗虚喘的药物，属于壁虎科动物，虽然外表丑陋，它的药用价值却很高。具有补肺益肾，纳气定喘，助阳益精的作用。用于虚喘气促，劳嗽咳血，阳痿遗精等，常与人参配合运用。常用蛤蚧一对，焙微焦、研末，每次 1 ～ 1.5 克，冲服或吞服。蛤蚧也可泡酒。**蛤蚧有小毒，要在医师指导下服用。需要注意的是，动物类药含有异体蛋白，过敏体质慎用。外感风寒或者实热的患者也忌用。**

Tips　　　　中医古籍这样说

《丹溪心法·喘》说："六淫七情之所感伤，饱食动作，脏气不和，呼吸之息，不得宣畅而为喘急。亦有脾肾俱虚体弱之人，皆能发喘。"六淫、七情、饮食所伤、体质虚弱皆为喘病的病因。

《类证治裁·喘症》说："喘由外感者治肺，由内伤者治肾。"由外感引起的气喘应该从肺脏来治疗，由内伤、体质虚弱引起的气喘就要从补肾来调养了。

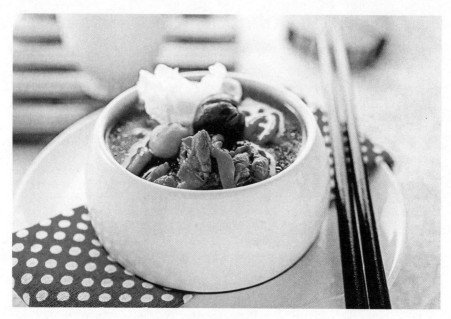

◇ 冬虫夏草鸭

冬虫夏草也是一味常用的治疗虚喘的名贵药材，其味甘、性温，补肺益肾、止咳化痰，可治疗久咳虚喘。用法：可以研磨装胶囊服用或者煲汤。冬虫夏草鸭：雄鸭1只，冬虫夏草4～6条，葱、姜、食盐各适量。做法：雄鸭去毛及内脏，洗净后，放在砂锅内；再放入冬虫夏草和食盐、姜、葱等调料，加水以小火煨炖，熟烂即可（或将冬虫夏草放入鸭腹内，置瓦锅内，加清水适量，隔水炖熟，调味服食）。

心慌心悸，总是心神不宁，
从虚、实两方面来找原因

总是感觉心中悸动不安、心慌、心跳加速，可又没有遇到什么让人紧张或兴奋的事情。出现了这种情况，人们心里都会打鼓，生怕心脏出了什么严重问题。出现心慌、心悸的症状，首先要高度重视，去医院进行检查，同时也不用草木皆兵，太过担心，这样反而会加重心慌症状。

○ 心慌心悸需高度重视

产生心慌心悸的原因可以从三方面来讲。首先，要看是不是心脏本身的问题。像心律失常、冠心病、心肌炎这些都有可能造成心慌心悸，这些就是心脏器质性的问题了，尤其是恶性心律失常发病严重时可能会要人命的，所以一定要高度重视，出现心慌心悸的情况首先要到医院确诊，如果是严重的心脏疾病，该用的西药一定要用，谨遵医嘱治疗。

其次，不是心脏本身的问题，甲亢、贫血等其他疾病也会引发心慌心悸的症状，这种情况对症治疗相关疾病就可以了。

最后，也是普遍出现的一种原因。很多人没有心脏和其他疾病方面的原因，但就是总觉得心慌难受，经常突然心慌心悸得厉害，去医院检查又没有什么问题。这种情况主要还是跟焦虑有关，劳累过度、情绪波动就会诱发心慌心悸等相关症状，就是大家常说的神经官能症。从中医方面讲，还是跟虚、实两方面密切相关。虚的方面主要是气血阴阳亏损，导致气血不足、阴阳亏虚，从而不能够滋养心脏，而产生心慌心悸、心神不宁等症状。实的方面主要是心火过盛或者虚火扰动心脏造成内热引起的心神不能安宁；或者痰浊、水饮、瘀血引起心脏的血脉不畅。但在现实中经常是虚实相互夹杂和转化，所以治疗调养的时候也应该两者兼顾。

○ 粥是养心神器

不同原因引起的心慌心悸，治疗调养方法各不相同。如果是内热引起的心慌心悸，这种情况通常是心跳快，一着急就会感觉心扑通扑通地跳，脸色红、舌红、口干、失眠、烦躁，这是由心火引起的，可以熬百合莲子粥来喝，可以带一些莲心。百合具有养阴润肺、清心安神的功效；莲子补脾益肾、养心安神；莲心具有很好的清心火的作用；以这些食材熬粥喝对去心火、养心

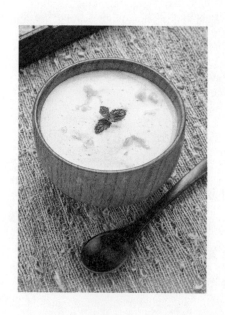

◇ 百合莲子粥，百合具有养阴润肺、清心安神的功效；莲子补脾益肾、养心安神。常喝百合莲子粥能够很好地缓解阴虚火旺引起的心慌心悸。

安神很有好处。如果是瘀血引起的话，常伴有心胸部憋闷、疼痛，口唇、指甲紫暗，舌黯，有时候能看到瘀斑或者瘀点，可以将三七粉用白粥或者温水冲服，或者用三七粉蒸鸡蛋，放入 1～3 克的三七粉即可。**三七粉**具有很好的活血化瘀效果，**孕妇忌服**。另外，如果是身体比较虚弱、心虚气血不足，经常是稍微有些劳累或者紧张就会心慌心悸，则以养心安神为主。可以试一试柏子仁人参粥。柏子仁具有养心安神的作用，常用于阴血不足、虚烦心悸；人参在调治虚性心慌方面效果不错。《神农本草经》中提到人参能够"补五脏，安精神……止惊悸"。用柏子仁 10～15 克，粳米 50～100 克煮粥，也可加入 5 克人参，补益的功效更强。

　　缓解心慌心悸，按摩内关穴也能有不错的效果。内关穴是心包经上的一个穴位，位于手臂内侧距离手腕 2 寸左右的位置，具有宁心安神、理气止痛的作用。心包经，主要是对心脏起到一个保护作用，或者代替心脏行使部分职权。中医认为，心脏是君主之官，就像皇帝一样，主要是发布命令的，很多事情都不会直接去干，还需要很多人保护它。而心包经就起到保护心脏和替它工作的

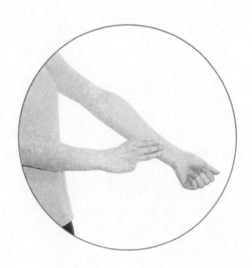

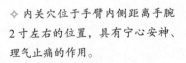
✧ 内关穴位于手臂内侧距离手腕 2 寸左右的位置，具有宁心安神、理气止痛的作用。

作用，比如外邪入侵的时候，首先是心包经受到影响，心包经抵挡不住才会危及心脏。

　　心慌心悸看似不是很严重的病症，但却可能是心律失常、冠心病、心肌炎等严重心脏疾病的征兆，一定要高度重视，平时多注意调养防范。另外，也要调畅情绪，不要总是焦虑、紧张，要学会放松心情；养成好的生活习惯，少熬夜、少喝酒，保护好心脏。

Tips　　　　　　　　　中医古籍这样说

　　《素问·举痛论》说："惊则心无所依，神无所归，虑无所定，故气乱矣。"《灵枢·口问》云："悲哀愁忧则心动。"人的情绪对"心"的影响很大，悲哀愁忧惊都会令人心神不宁。

　　《金匮要略·惊悸吐衄下血胸满瘀血病脉证治》说："寸口脉动而弱，动则为惊，弱则为悸。"心悸的病性主要有虚实两方面。虚者为气血阴阳亏损，心神失养而致；实者多由痰火扰心，水饮凌心及瘀血阻脉引起。

生气、不良的生活习惯
让你的**胸口隐隐作痛**

总是觉得胸口闷得慌，好像堵着什么东西，心口还隐隐作痛，有时候会
疼得厉害，是怎么回事呢？

○ 气血不畅是胸闷胸痛的根本原因

胸闷胸痛的原因有很多，最常见的就是心脏本身的问题，比如说冠心
病（心肌缺血、心绞痛）等心脏方面的疾病引起的。但有一些人，尤其是
老年人和糖尿病患者，他们表现出来的胸痛并不明显，只有轻微的胸闷，
但检查的时候心肌已经坏死了，所以出现胸闷胸痛的情况一定要高度重视。
另外有一些人胸闷胸痛的症状并不明显，有些人只是觉得心口、胃有一些
疼。因为心脏跟胃离得很近，觉得是胃疼但一检查是心脏的问题。这种情
况一定要注意，因为胃出了问题并不会马上致命，但心脏出了问题，短时
间内可能就会危及生命，这个一定要重视。胸闷可能还跟一些肺部疾病有
关，也需要先检查排除。

另一种人总是感觉反复胸闷胸痛，但也查不出原因来，这可能跟患者
的情绪有关，就是气机不畅，胸口总像憋着一口气，叹口气就觉得好一些。
这种情况就是肝气不舒、气机不利造成的。

中医认为造成胸痛胸闷的主要原因还是瘀堵造成的气血不流通，气机

不畅。一方面是体内，有寒痰，造成的气血不畅；另一方面就是瘀堵了，体内有瘀血造成气血流通不畅，心脏血脉不通就容易出现胸闷胸痛的情况。当然这跟气虚也有很大的关系。气虚了就不能推动血液顺畅地流通，就会造成瘀堵，血液中携带的营养不能到达心脏，造成心肌缺血等情况。中医比较公认的冠心病的成因就是气虚和瘀血。

本来由冠心病引起的胸闷胸痛这种情况是在老年人中比较常见的，现在却有了年轻化的趋势。很多人三四十岁就出现了这些情况。这跟现代人的生活习惯是密切相关的。现在人们缺乏锻炼，饮食又多肥甘厚腻，油腻的东西吃得多了，体内胆固醇含量就会升高，血管里面也容易出现瘀堵斑块。所以现在很多人三四十岁，血管却像是五六十岁人的。其实血管就像河流一样。河流出问题主要在两个方面：河道和河水。如果河水中有很多泥沙，水流就会缓慢并且容易瘀堵在某个地方；如果河道出了问题，比如决堤了或者哪一块被巨石等东西挡住了使河道变窄，那河水就会肆意横流或者因被阻挡而流得很慢。血管和血液也是这样的关系。血脂过高，血液粘稠，有害物质就容易沉积在血管壁上，形成斑块，时间长了越堵越多，血液流通就不畅了；同样，如果血管内皮受到了损伤，也会影响血液的供应流通。

有人可能有过这样的感受：时不时地出现胸闷，休息一会儿就能缓解，但去医院做了一系列的检查，都说心脏没有异常。这时，我们也可以用餐桌上一些食材来改善症状。医圣张仲景有一张治疗胸痛的经典处方——**瓜蒌薤白白酒汤**，医生在治疗冠心病胸闷心痛时经常用到它。作为自我调养的处方，我们改良一下，用等量的瓜蒌、薤白、干姜煎汤服。

薤白，也就是大家常说的苦蒜、野蒜，在江浙一带也称胡葱，有理气、宽胸、通阳、散结的作用；瓜蒌，又称吊瓜，可以清热涤痰、宽胸散结、润燥滑肠；干姜是我们常用来温中散寒治疗胃痛的良材，其实干姜还有回阳通脉、燥湿消痰、温肺化饮的作用。瓜蒌、薤白、干姜都是药食两用的药材，取材方便，安全性好。当出现胸闷不适时，煎服 2 ~ 3 剂。如果平时大便干，痰多胸闷，也可以隔日服一次，能少量饮酒者可酌加少许（30 ~ 60 毫升）白酒为引，可以提效。**瓜蒌薤白白酒汤阴虚内热、气血不足的人不宜使用。**

○ 总是胸闷、心口疼，家中常备丹参片

对于由气血瘀滞、气机不畅引起的胸闷胸痛，活血化瘀是关键。丹参片、三七粉等都对活血化瘀有很好的作用。三七粉可以搁在粥里吃或者拿来蒸蛋。如果有冠心病等心脏类疾病，最好随身常备硝酸甘油片、丹参滴丸、

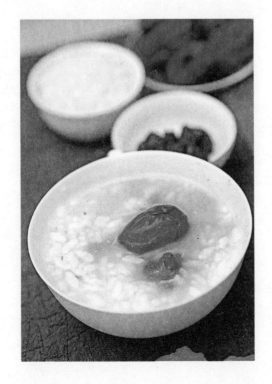

◇ 在熬粥时，加入适量三七粉，对活血化瘀有很好的作用。

速效救心丸这些急救药品。**但如果是有三高、冠心病等病史的人，当胸闷、胸痛发作时，一定要谨慎，及时就医，以免错过最佳治疗时间。**穴位按摩的话可以按一按膻中穴，对调理因气机不畅引起的胸闷、心中总觉得憋闷，效果还是不错的。

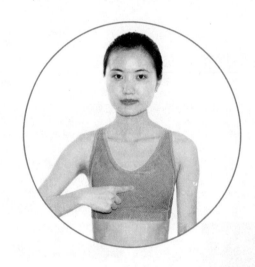

✧ 膻中穴位于由锁骨往下数第四肋间，平第四肋间，当前正中线上，按摩此穴对因气机不畅引起的胸闷能起到不错的缓解作用。

Tips　——————中医古籍这样说——————

《金匮要略·胸痹心痛短气病脉证治》说："胸痹，心中痞气，气结在胸，胸满，胁下逆抢心，枳实薤白桂枝汤主之；人参汤亦主之。""心痛彻背，背痛彻心，乌头赤石脂丸主之。""胸痹之病，喘息咳唾，胸背痛，短气，寸口脉沉而迟，关上紧数，瓜蒌薤白白酒汤主之。""胸痹不得卧，心痛彻背者，瓜蒌薤白半夏汤主之。"早在汉代医圣张仲景已经对本病有认识，认为心痛是胸痹的表现，"胸痹缓急"，即心痛时发时缓为其特点，其病机以阳微阴弦为主，以辛温通阳或温补阳气为治疗方法，代表方剂如瓜蒌薤白半夏汤、瓜蒌薤白白酒汤及人参汤等。

脾气大易怒，
你需要去除心火和肝火

总有一些人以脾气暴躁出名。动不动就发脾气，身边的人都恨不得敬而远之。其实这些人心肠都不错，就是控制不住自己的脾气，一点儿小事就能让他们大发雷霆。

○ 怒伤肝，常喝玫瑰花茶来疏肝理气

脾气大易怒当然跟一个人的性情、性格、修养有关。而一个人的性格是很难改变的，因为这是长期形成的，这跟一个人的家庭遗传和从小的家庭教育有关。如果一家人都是火暴脾气，耳濡目染，那在这种环境下长大的孩子的性格也好不到哪儿去。中医讲"七情致病"，就是喜怒忧思悲恐惊都可以导致不同的疾病。怒伤肝，怒和肝是对应的。肝火大就容易脾气大易怒，发怒又会伤肝，导致肝火旺盛，两者是互为因果，相互影响的。中医讲肝主疏泄，是指肝具有疏通、舒畅、条达以保持全身气机疏通畅达的作用，其一项重要功能就是调节精神情志。

脾气大易怒从中医角度进行调理的话，主要还是去肝火和心火。可能有人觉得怒跟肝互为因果，与心没有太大的关系，为什么要去心火呢？这是因为心和肝是密切相关的，心主神志，肝主疏泄。人的精神、意识和思维活动，虽然主要由心主宰，但与肝的疏泄功能亦密切相关。而且肝属木、心属火，木本身就能生火，肝火旺的时候也会导致心火比较旺盛，它们是相互关联的。

因此可以采取一些去除肝火、心火的方法来泻火。像常见的莲心是清心火的，可以拿来泡水喝。去肝火的话可以用夏枯草泡茶，有清热泻火的作用。广东地区的人们在夏天时经常喝凉茶，夏枯草就是一味常用药。同时可以泡一些玫瑰花茶，具有疏肝解郁的作用。玫瑰花和莲心配合使用是一个不错的选择，玫瑰花是偏温性的，莲心偏凉，二者相中和，不会太热也不会

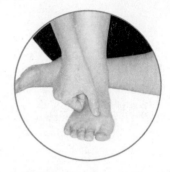

◇ 太冲穴位于足背，在第一、第二脚趾间沿第一跖骨内侧向小腿方向触摸，摸到第一凹槽处即是。

太凉。上火了，摘一点儿新鲜的薄荷泡水，不仅口感好，还能辛凉解表、疏肝行气，也是不错的选择。

平时按摩的话可以经常拍打肝经和胆经，肝胆一般会相互影响。太冲穴泻肝火的功效也不错，可以经常按摩。然而，不管是药物还是食疗、按摩，都只能起到一定的缓解作用，最关键的还是要控制自己的情绪，喜也是一天，怒也是一天，为什么不让自己过得开心一点儿呢？而且经常发怒不仅会伤害周围的很多人，更会伤害自己的身体，事情也不会因为发怒就得到解决，所以一定要调整好自己的情绪，有意识地去控制情绪才是最重要的。有一幅对联说得好：上联是"日出东海落西山，愁也一天，喜也一天"；下联是"遇事不钻牛角尖，人也舒坦，心也舒坦"。

Tips   中医古籍这样说

《柳州医话》说："七情之病，必由肝起。"肝失疏泄，易于引起人的精神情志活动异常。疏泄不及，则表现为抑郁寡欢、多愁善虑等。疏泄太过，则表现为烦躁易怒、头胀头痛、面红目赤等。

吃什么都没胃口，
从脾胃方面找原因

到了吃饭的点儿却总是不想吃东西，平时也没怎么吃零食却总是不觉得饿。虽然说现在人人都喊着要减肥，但有好的食欲，吃嘛嘛香，也是一件很幸福的事。

○ 没有胃口，从这三方面找原因

引起食欲不振的原因有很多，比较常见的主要有三方面的原因。一个是平时吃得太多了，也就是吃撑了。很多人都是看到自己喜欢吃的东西就控制不住自己的嘴，明明肚子饱了嘴却没有饱，最后吃的东西太多，脾胃运化不了，而且他们喜欢吃的东西往往是一些过甜过辣或者肥甘厚腻的重口味食物，这些东西吃多了对脾胃的损伤很大，脾胃作为消化食物的脏器受了损伤，相当于脾胃总是在负重干活，总是处在疲劳状态，自然会引起食欲不振。另外，情志不畅、肝郁不舒也会导致没有食欲。很多人都有这样的体会，遇到让自己心情不好的事了，没有胃口，什么都不想吃。为什么呢？肝属木、脾属土，而木克土。由于思虑过多等原因引起的肝郁不舒、肝火过盛，会导致脾气受损，并使胃的通降功能受到阻碍，从而影响食物的消化吸收，胃里的食物得不到消化，自然就不会感到饿。第三个也是关键的一个原因就是脾胃功能本身就比较弱。

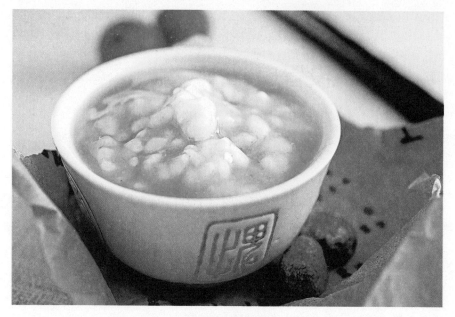

✧ 神曲山楂粥

　　要想拥有一个吃嘛嘛香的好胃口就要从引起食欲不振的原因下手。平时要养成良好的饮食习惯，不要饥一顿饱一顿的，这样最伤脾胃，脾胃也需要休息，超负荷工作太久它就会罢工了。另外饮食以清淡为主，少吃过甜过辣过油或者太黏腻的食物，比如年糕、粽子、大鱼大肉之类的，这些食物都不好消化，挺伤脾胃的，尤其是老人、小孩这些脾胃本身就虚弱的人更应该少吃。还有就是要保持心情舒畅，心情好了很多时候就吃嘛嘛香了。可不能像《红楼梦》里的林妹妹那样，整天多愁善感，稍有不如意就吃不下饭，独自抹泪，这样的林妹妹虽然似弱柳扶风有一种病态之美，但对身体却有很大的伤害。

　　既然不想吃东西主要是由脾胃虚弱引起的，那健脾补脾就是理所应当的。茯苓、白术都有不错的健脾效果，在熬粥熬汤时加入一些可以起到一定的健脾作用。茯苓味甘、性平，具有健脾宁心的功效；白术味甘苦、性温，具有健脾益气、燥湿利水的功效，常用于脾虚食少、腹胀腹泻等症。舌苔比较厚腻，脾胃积滞有火的时候，应该用一些具有帮助消化作用的食物来促进脾胃的运化功能，在这方面山楂、神曲、麦芽有、鸡内金有一定的作用。鸡内金，是家鸡鸡胗的内壁。杀鸡后，取出，立即剥下内壁，洗净，用火焙干，研粉备用。有食积时，取鸡内金粉2～3克，温开水冲服，可以健胃消食。

此外，还可以用一些具有开胃功效的药物。比如陈皮、砂仁、白豆蔻，这几种药也是常用的调味品，在煮肉炖汤的时候放一些，可以增加香气，并且解油腻、助消化。古人说砂仁是"醒脾调胃要药"，就是说它能开胃，促进食欲，让不工作脾胃"苏醒"过来。

穴位按摩也是调理脾胃的常用方法。足三里具有升发胃气、健脾助运的功效，是调理脾胃的一个很好的穴位。中脘穴位于人体上腹部，前正中线上，当脐中上4寸，对于缓解食欲不振、腹胀腹痛、胃痛等有不错的效果。平时也可以试试捏脊、推腹，能起到一定的缓解作用。

Tips　　　　　　　　中医古籍这样说

　　《难经·三十七难》说："脾气通于口，口和则知谷味矣；心气通于舌，舌和则知五味矣。"食欲是脾胃功能好坏的重要标志，胃主受纳，脾主运化，只有脾胃功能正常，食欲才好。食欲是脏腑功能状况的反映，食欲是基础生命功能正常与否的一面镜子。

经常泛酸很烦人，
按揉巨阙穴可缓解

刚吃完饭或者没有吃什么东西。胃里的酸水经常不自觉地往上涌，还伴有打嗝、想吐等症状，其中，症状较轻的称为泛酸，而如果胃内容物经食管反流达口咽部，口腔感觉到酸性物质时，则症状较严重，是为反酸。反酸是很多中老年人和肠胃虚弱的人常见的症状，是指胃里面的东西经食管反流到口咽部，口腔感觉到有酸性物质，有时候还会伴有烧心、胸痛、咳嗽等。如果长期反酸，可能会损伤食管，造成上消化道出血、食管狭窄，甚至会增加食管癌的发病率。

○ 消化道动力障碍是反酸的原因

胃食管反流病是由多种因素造成消化道动力障碍引起的疾病。食管和胃连接处一个复杂的解剖区域，称为食管胃反流屏障，最主要的就是食管下括约肌。如果吃高脂肪食物、巧克力或者妊娠、呕吐、负重劳动等可影响食管下括约肌，使它的压力相对降低，导致胃食管反流。

中医认为吐酸和肝、胃有关。如果肝火旺，肝郁化热，克伐脾胃，胃气不能下行，随着肝气上逆，就会出现反酸。此外，脾胃虚寒也会出现反酸。

此外，当心情忧虑、情绪紧张、过度疲劳的时候，胃酸分泌也会增加，造成反酸。另外，过多食用不易消化的食物或过酸、辛辣、高糖、高脂肪的食物，经常喝浓茶、饮烈酒、吸烟、喝咖啡等，也会促进胃酸分泌，出现反酸症状。

○ 巨阙穴，缓解反酸的要穴

在日常生活中，出现反酸、打嗝的情况，可以通过按摩巨阙穴来救急。中医认为，胃主通降，以通为和，以降为顺，也就是胃主要是将胃里的东西消化，运输到下面的肠道，但如果由于饮食不当或情绪波动造成胃气上逆，就会引起反酸、打嗝、呕吐等症状。而巨阙穴是任脉上的主要穴位之一，是清气上升、浊气下降之处，刺激巨阙穴，对于治疗肠胃疾病有很好的效果。巨阙穴位于前正中线上腹部，肚脐上面 6 寸处，大概就是除大拇

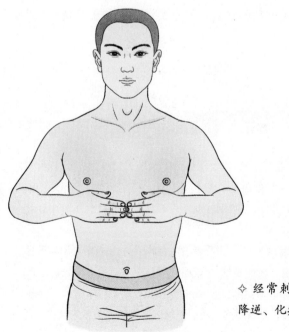

◇ 经常刺激上脘穴可和胃降逆、化痰宁神。

指外的四指并拢，从肚脐的位置开始，垂直向上量取两次的位置。每天早中晚饭后各按揉一次，每次 10 分钟，长期坚持，能够有效缓解反酸、打嗝等症状。

如果是消化不良引起的腹胀反酸，按揉巨阙穴时还可以搭配按揉上脘穴。上脘穴位于上腹部前正中线肚脐上方 5 寸的位置，按揉时将食指中指并拢，顺时针方向按揉 3 分钟即可。经常刺激上脘穴可和胃降逆、化痰宁神，促进肠道蠕动，对反胃、呕吐、腹胀腹痛、胃炎肠炎等有一定的缓解作用。

经常胃酸过多、出现反酸的人，还可以采取食疗的方法。胃酸过多时，可以吃点儿中和胃酸的碱性食物，比如面条、馒头、苏打饼干等。饮食应以清淡、易消化的食物为主。中医有一个治疗肝火犯胃的小方子，叫做左金丸，是由黄连和吴茱萸两味药组成，具有清肝泄火、降逆止呕的功效，可治疗以胁肋胀痛、呕吐口苦、反酸烧心。但是要注意脾胃虚寒者不适用。

Tips　　　　　中医古籍这样说

《证治汇补·吞酸》曰："大凡积滞中焦，久郁成热，则本从火化，因而作酸者，酸之热也；若寒客犯胃，顷刻成酸，本无郁热，因寒所化者，酸之寒也。"说明吐酸不仅有热，而且也有寒，并与胃有关。

《寿世保元·吞酸》曰："夫酸者肝木之味也，由火盛制金，不能平木，则肝木自甚，故为酸也。"说明吐酸与肝木有关。本证有寒热之分，以热证居多，属热者，多由肝郁化热，胃失和降所致；因寒者，多因肝气犯胃，脾胃虚弱而成。但总以肝气犯胃为基本病机。

烧心了试试苹果和香蕉，
胃灼热喝点儿山栀水

◯ 胃酸分泌过多易引起烧心

经常是吃多了，或者吃了辛辣、油腻等不易消化的食物就会感到烧心。烧心是消化系统最常见的症状之一，是一种位于上腹部或下胸部的烧灼样疼痛感，同时伴有反酸。最常见的原因是吃了某些不易消化或刺激性的食物后，如辣椒、韭菜、未烤熟的红薯等，胃酸分泌过多导致的。我们之前提到的胃内容物反流，刺激到食管粘膜也会引起烧心。

烧心了，可以吃个苹果或者香蕉来缓解。因为烧心主要是由消化不良胃酸分泌过多引起的，苹果和香蕉都是天然的抗酸剂，都可以中和胃酸。从中医的角度来说，苹果性平味甘，可生津止渴、健胃消食、和胃降逆；香蕉性寒味甘，可清热润肠，促进肠胃蠕动，对便秘有缓解作用。因此，这两种水果很适合调治因燥热、湿热引起的烧心、反酸等症。

但需要注意的是，不要空腹吃香蕉，也不要一次吃太多，以免加重腹胀。同时一定要选择熟透的香蕉，因为生香蕉含有大量的鞣酸，具有很强的收敛作用，容易造成便秘。吃苹果时最好选择红苹果而不是青苹果，而且要尽量嚼碎，更有利于消化吸收。

如果脾胃湿热严重，反复出现烧心症状，普通的食疗没有效果，可以试

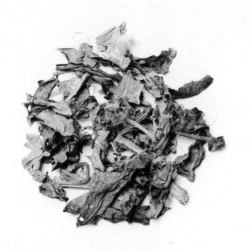

✧ 败酱草，可清除胃部湿热，经常用于反酸、烧心等常见症状。

试用败酱草煎水喝。取败酱草 15 ～ 30 克，煎水取汁饮用，每天 1 剂，连服 3 ～ 5 天。《神农本草经》中提到，败酱草性凉、味苦，入胃经、大肠经、肝经，以清热解毒、散瘀排脓见长，是一味抑制胃酸过多的良药，可清除胃部湿热，经常用于泛酸、反酸、烧心等常见症状。

经常反酸烧心的人在日常生活中要注意饮食，避免进食过快，同时尽量注意少进食或不进食某些的食物，如茶、咖啡、油炸食品、糖果、辣椒、烈性酒、韭菜等。在饭后不要马上卧床或弯腰，也不要马上开始剧烈的运动，饭后可以缓慢散步，既可帮助消化，又可减轻烧心的症状。

○ 胃灼热可能是情绪不佳，肝出了问题

胃灼热首先是因为胃火，胃中有热邪或者胃阴虚内热会导致灼热感，这个大家都比较好理解。我们临床观察到还有另外一种情况，情绪不佳的人肠胃很容易出问题。比如说胃灼热，往往就是由于情绪不佳造成的消化不良引起的。胃灼热经常表现为紧张、焦虑或者生气的时候，就会出现反酸、胃口差，觉得腹中有灼烧感。

胃灼热，虽然从表面看问题出在了胃上，但病根其实在肝。中医认为一

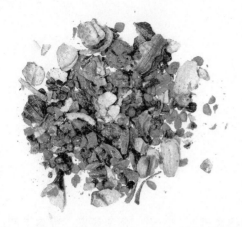

◇ 山栀就是栀子，性寒味苦，对胃酸过多引起的胃灼热、烧心等症有一定的疗效。

旦人体肝气郁结、肝火旺盛，就会横逆犯胃，使胃的通降功能受到阻碍，令胃气上逆，使脾胃运化失常，不能运化的食物在胃中郁积，就会腐化生热，产生胃灼热。

"怒伤肝"不无道理，如果一个人长期情绪不佳，就会引起肝火、胃火旺盛，出现烧心、胃灼热等症状。所以，保持心平气和，拥有一个良好的情绪状态，对维持良好的消化功能非常重要。

既然胃灼热主要由胃火旺盛所导致，治疗时就应该先把胃火降下来。可以用山栀煎水代茶饮。取山栀 10 克，煎水代茶饮，每天 1 剂，连服 3 ～ 5 天。山栀可以清肝火和胃火，抑制胃酸分泌，对胃酸过多引起的胃灼热、烧心等症有一定的疗效。**山栀，脾胃虚寒的人禁用。**

Tips　　中医古籍这样说

　　《景岳全书·嘈杂》说："嘈杂一证，或作或止，其为病也，则腹中空空，若无一物，似饥非饥，似辣非辣，似痛非痛，而胸膈懊憹，莫可名状，或得食而暂止，或食已而复嘈，或兼恶心，而渐见胃脘作痛。"嘈杂是指胃中空虚，似饥非饥，似辣非辣，似痛非痛，莫可名状，时作时止的病症。可单独出现，又常与胃痛、吐酸兼见。其病因常有胃热、胃虚、血虚。

关节疼痛难忍，
多是体内湿寒重

每到阴天下雨，浑身的关节就疼痛难忍，比天气预报还准。很多人都说这是得了风湿病，当然这是很重要的一个原因。但并不是所有的关节疼都是风湿病引起的。关节疼虽然不是什么要命的大病，但它长期困扰着患者，影响患者的正常生活。

○ 关节疼痛难忍，分清风寒湿热

中医将这种关节肿胀疼痛称为痹症。痹症即人体机表、经络因感受风、寒、湿、热等引起的以肢体关节及肌肉酸痛、麻木、重着、屈伸不利，甚或关节肿大、灼热等为主证的一类病证。主要是由于气血瘀堵不通，筋脉关节得不到相应的濡养造成的。

中医认为痹症有一个总纲，就是"风寒湿三气杂至，合而为痹也"，意思就是说"风""寒""湿"这三种邪气杂合，然后作用于人体，就形成了痹症。其中风气甚者，就是以风邪为主的叫作"行痹"，这种关节疼痛没有固定的位置，经常不是这儿疼就是那儿疼；以湿气为甚者，叫作"着痹"，这种疼痛有固定的位置，以酸疼肿胀为主，遇到阴雨天疼痛加重，以寒气为甚者，就是以寒气为主的称为"痛痹"，这种疼痛也有固定的痛点，遇寒疼痛加剧，遇热疼痛减轻，人们常说的和很多文学作品中提到的"老寒腿"就属于这一类。除了风、寒、湿之外，引起关节疼痛的还有湿热，这种因体内湿热过重引起的关节疼痛，叫作"热痹"，这种关节疼痛会有局部灼热红肿的感觉，痛不可触，关节活动不利。

从西医方面来讲，关节疼痛主要是风湿类疾病引起的，跟人体的免疫系统有关，治疗主要以止痛、免疫抑制（激素、免疫抑制剂）、手术为主，但这种治疗往往治标不治本，而且会引起肥胖等副作用。此外，骨关节炎、外伤也是常见的关节疼痛的原因。中医则认为关节疼痛主要是由于风、寒、湿等邪气侵入人体，导致气血不流畅、经脉不通引起的，所以防寒保温是防治关节痛的关键。比如现在的年轻人都爱美，在冬天为了显示好身材也只穿一条牛仔裤，甚至只穿一条裙子，至于秋衣秋裤那都是老土的表现。年轻的时候，因为阳气比较旺盛，看起来没有问题，其实湿寒已经侵入身体；等到年纪稍微大一些，关节疼痛就会找上门。

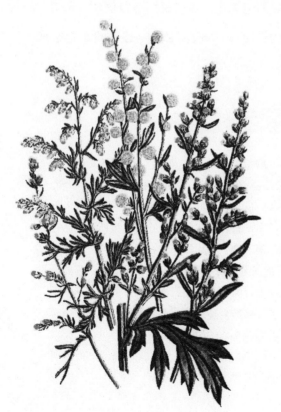

◇ 艾草，性温、苦、辛、微甘，有温经、祛湿、散寒、止血等作用。

○ 艾灸缓解关节疼痛效果好

服用止痛药治疗关节疼痛，往往只能暂时止痛，停止用药后又会发作，中医的一些特色治疗能起到很好的效果。其中以艾灸、针灸拔罐、中药熏洗等外治为主。尤其是针对风、寒、湿引起的关节疼，艾灸有非常好的效果。将艾条点燃艾灸疼痛的部位或周边穴位，一般每个穴位 10 分钟左右，以局部皮肤产生红晕为度，注意不要烫伤，能够很好地祛除疼痛部位的寒湿，并起到活血通络的作用；长期坚持做，能有效缓解关节疼痛。另外用艾叶、桂枝、鸡血藤等具有活血通络作用的中药材来泡脚，或者熏洗疼痛关节，长期坚持也能起到不错的缓解作用。如果是湿热痹，局部关节红肿灼热，那就不适合用上述疗法了，应该以清热通络为主，可以服用薏苡仁粥。薏苡仁能够清热利湿，还有治疗痹症疼痛的作用，但要坚持服用一段时间才能见效。

Tips ── 中医古籍这样说

《三因极一病证方论·痹叙论》说："夫风寒湿三气杂至，合而为痹，虽曰合痹，其用各殊。风胜为行痹，寒胜为痛痹，湿胜为着痹。三气袭人经络，入于经脉、皮肉、肌肤，不已则入五脏。……大抵痹之为病，寒多则痛，风多则行，湿多则着。在骨则重而不举，在脉则血凝不流，在筋则屈而不伸，在肉则不仁，在皮则寒，逢寒则急，逢热则纵。"关节疼痛如果是游走不定而痛者为风邪胜；疼痛剧烈，遇冷加重，得热则减者，寒邪为胜；有固定的疼痛点，麻木不仁者湿邪为胜；病变处掀红灼热，疼痛剧烈者热邪为胜；病变处有结节、肿胀、瘀斑或肢节变形者，为痰瘀阻痹。

《济生方·痹》说："皆因体虚，腠理空疏，受风寒湿气而成痹也。"正气不足是痹病的内在因素和病变的基础。

腰膝酸软，
不是肾阳虚就是肾阴虚

　　总是觉得没有力气，走的时间稍微长点儿或者坐的时间长了，都感觉腰和膝盖有酸胀的感觉。这到底是怎么回事呢？腰膝酸软意思是自觉腰部与膝部酸软无力，西医需要检查一下骨关节和免疫功能，而在中医来说是肝肾亏损的一种症状。症现于四肢五官，病存于五脏六腑。

○ 肝肾亏虚让你感到腰酸腿软

　　腰膝酸软主要是由肝肾亏虚引起的。中医认为"腰为肾之府，膝为筋之府"。即肾出了问题，多半会表现在腰上；筋，即筋膜、肌腱之类，为联结关节、肌肉的一种组织。膝为腿部主要肌肉的肌腱的汇聚维络之处，故膝为筋之府。中医又说肝主筋，肝出了问题，膝盖就会表现出各种不适。中医讲究肝肾同源，人体的阴经、阴液都属于肝肾的管辖范围，肝肾亏虚就容易引起腰膝酸软、头发早白等症状。

　　具体来说，肾虚可以分为肾阳虚和肾阴虚两种。肾阳虚即肾脏阳气不足，虚寒内盛。主要表现为腰膝酸软而疼，畏寒肢冷，尤以下肢为甚；精神萎靡，面色青白或黧黑，舌淡胖苔白，脉沉细；或男子阳痿，女子不孕；或大便久泻不止，完谷不化，五更泄泻；或浮肿，腰以下为甚，甚至腹部胀满，全身肿胀。肾阴虚即肾脏阴液不足、虚热内生所表现出的症候。主要表现为腰膝酸软；眩晕耳鸣，失眠多梦；男子遗精早泄，女子经少经闭或见崩漏；形体消瘦，潮热盗汗；五心烦热，咽干颧红；溲黄便干，舌红少津，等等。

对于肾虚患者来说，掌握一些辨别是阴虚还是阳虚的方法，就显得很有必要了。在具体辨别时，可以通过观精神、观寒热、观舌相、观面色等方法，进一步确定是哪种肾虚。

肾阳虚、肾阴虚不同症状表现

	肾阳虚	肾阴虚
观精神	神疲乏力，易疲惫，气短懒语，抑郁寡欢	精神不安，容易发火
观寒热	怕冷，手脚冰凉。握手时感觉自己的手比别人的凉，吹风扇或是空调时总要比别人多穿衣服	怕热，易出汗，脸颊潮红手足心热
观舌苔	舌苔白、厚	舌苔薄，舌红少津
观睡眠	嗜睡多梦	失眠多梦
观毛发	须发易脱，头发早白	须发易脱，牙齿松动
观小便	尿频，尿急，尿不尽	尿液呈黄色
观大便	容易拉肚子或便秘	大便干

出现了腰膝酸软也不用太过忧虑，可以通过以下方法来调理。平时要注意运动，但不要过量，尤其是老年人、患有慢性病等体质虚弱者，可以通过散步、打太极等运动来疏通筋骨、温补肾阳。牛膝具有补肝肾、强筋骨的作用，还有一定的活血、促进气血下行的功效，熬粥时放 15 克左右，长期坚持，能够缓解腰膝酸软。牛膝有滑胎的作用，孕妇忌服。左归丸和右归丸是常用的补肝肾的中成药。左归丸偏补阴，右归丸偏补阳，可以根据症状判断属于阴虚或阳虚，来选择性地应用。

Tips 中医古籍这样说

《黄帝内经·脉要精微论》说："腰者肾之府，转摇不能，肾将惫矣。"

《黄帝内经·五癃津液别篇》说："五谷之精液和合而为膏者，内渗入于骨空，补益脑髓，而下流于阴股。阴阳不和，则使液溢而下流于阴，髓液皆减而下，下过度则虚，虚故腰背痛而胫酸。"

腰疼、背疼，多是职业病，你需要多运动了

　　一些司机或者需要长时间坐着办公的人，常常会喊腰疼、背疼，严重的走路的时候还需要用手扶着腰，这其实是腰部长期保持一个姿势而受损的表现，也就是通常所说的腰肌劳损。腰痛又称"腰脊痛"，是指因外感、内伤或挫闪导致腰部气血运行不畅，或失于濡养，引起腰脊或脊旁部位疼痛为主要症状的一种病症。

○ 辨症治腰痛，运动、穴位按摩更有效

　　中医认为腰部疼痛还跟肝肾亏虚有关。腰和背都属于后背，主要有膀胱经、督脉经过。督脉和膀胱经属于从头到脚总管人体后面的经脉，总督人一身的阳气。肝肾亏虚，肾气不足，没有足够的气血、津液来濡养腰部，督脉、膀胱经都会受到影响。

　　腰痛、背痛主要由以下三方面的原因引起。第一，外邪侵袭。多由于居处潮湿；劳作汗出当风，衣着单薄，或冒雨着凉；或暑夏贪凉，腰府失护，风寒湿热之邪乘虚侵入，致使经脉阻滞、气血运行不畅而发生腰痛。第二，肾亏体虚。先天禀赋不足，加之劳役负重，或久病体虚，或年老体衰，或房事不节，以致肾精亏损、腰府失养而发生腰痛。第三，跌仆闪挫。举重抬物体位不正，用力不当，屏气闪挫，或暴力扭转，坠堕跌打，导致腰部经络气

血运行不畅而发生疼痛。

　　不同原因引起的腰痛有不同的调养方法。寒湿引起的腰痛，主要症状为腰部冷痛，转身时疼痛加重，静卧后疼痛并没有减轻，尤其是寒冷阴雨的天气疼痛会加重。这种情况需要散寒祛湿，温经通络，可以适当吃一些干姜、桂枝、桑寄生等具有散寒通络、去风湿功效的食物来调理。由湿热引起的腰痛，在暑湿阴雨的天气，疼痛感会加重，身体困重，小便赤短，适当活动后症状会稍微减轻。这种情况需要清热利湿，舒筋止痛，可以试试木瓜、络石藤等具有舒筋止痛效果的食物。由瘀血引起的腰痛，一般有固定的痛点，按压后疼痛加剧，夜晚疼痛加重。这种情况需要活血化瘀，通络止痛，可以试试当归、川芎、红花、牛膝等能够活血化瘀的药材。肾虚引起的腰痛，症状表现为腰部隐隐作痛、酸软无力，需要补肾或肾阴虚的人可以吃一些枸杞子、熟地黄、山药；偏阳虚的则可以用杜仲、菟丝子、刀豆等。杜仲煨猪腰：取猪腰 1 个，杜仲 10 克研末。将猪腰洗净切片，用花椒、盐腌去腥水后拌入杜仲末，用荷叶包裹，煨熟食之，3 日 1 次。

　　虽然食材、中药材能对缓解腰背痛起到一定的效果，但一般见效慢。要想比较快得到缓解的话，还是运动、按摩的方法常用一些。尤其是久坐的

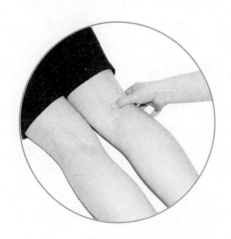

◇ 委中穴，位于膝盖后方横纹处的中点，两条硬筋的中间。

人，比如司机、办公室白领一类的人，通常一坐就是一两个小时以上，时间久了就会造成腰肌劳损、腰椎间盘突出，出现腰背疼痛，甚至弯腰都困难的情况。这类人要注意定期起来活动一下，避免一个姿势待太久。而经常练练瑜伽和八段锦，都能在一定程度上缓解腰背痛。

站式八段锦有一个动作叫做"两手攀足固肾腰"，具体做法是松静站立，两足平开与肩同宽。两臂平举自体侧缓缓抬起至头顶上方转掌心朝上，向上作托举动作；稍停顿，两腿绷直，以腰为轴，身体前俯，双手顺势攀足；稍作停顿，将身体缓缓直起，双手右势起于头顶之上，两臂伸直，掌心向前，再自身体两侧缓缓下落于体侧。可以起到预防久坐腰痛的作用。

另外还有一个比较重要的穴位即委中穴，位于膝盖后方横纹处的中点，两条硬筋的中间。中医有"腰背委中求"之说，对治疗腰背痛、下肢麻痹等有很好的效果。此外，可配合按摩、艾灸、拔火罐等，可快速缓解疼痛。

Tips　　　　　中医古籍这样说

《素问·脉要精微论》说："腰者，肾之府，转摇不能，肾将惫矣。"说明了肾虚腰痛的特点。

《景岳全书·腰痛》说："腰痛之虚证十居八九。"肾亏体虚是腰痛的重要病机。肾亏体虚先天禀赋不足，加之劳累太过，或久病体虚，或年老体衰，或房事不节，以致肾精亏损，无以濡养腰府筋脉而发生腰痛。

《景岳全书·腰痛》说："腰痛证凡悠悠戚戚，屡发不已者，肾之虚也；遇阴雨或久坐痛而重者，湿也；遇诸寒而痛，或喜暖而恶寒者，寒也；遇诸热而痛，及喜寒而恶热者，热也；郁怒而痛者，气之滞也；忧愁思虑而痛者，气之虚也；劳动即痛者，肝肾之衰也。当辨其所因而治之。"

肚子胀不消化，
调理脾胃是关键

终于到了周末可以休息了，先大吃一顿犒劳一下自己的胃。然而一顿下来倒是过足了嘴瘾，肚子却难受了，总是胀胀的不舒服。尤其是小孩，经常会出现肚子胀、肚子疼这种情况。是什么原因引起的呢？

○ 腹胀腹痛，多半是脾胃虚弱气机不利

其实引起腹胀腹痛的原因还是比较多的，日常生活中最常见的应该就是消化不良了。中医认为腹胀腹痛主要跟脾胃虚弱、气机不畅有关，还有就是跟肠道的蠕动和排泄功能有关。胃具有通降的功能，也就是吃的东西到了胃里，胃具有消化食物、将食物向下运送到肠道的作用。脾具有吸收运化的作用，将食物中的营养输送到全身。肠道通过蠕动、排泄功能，将食物残渣排出体外。这是一个由上而下的过程。但是如果脾胃虚弱或脾胃气机不利，食物就不能得到很好的运化；如果肠道排泄功能也弱的话，就会导致吃的东西不容易消化，堆积在肠胃里面，产生腹胀腹痛的症状，同时伴有反酸、烧心、胃疼的症状。这就是中医常说的"不通则痛"。

引起腹胀腹痛的具有原因主要有以下几个方面：

第一，脾胃虚弱，饮食积滞。这方面主要是由饮食不当、消化功能弱引起的。暴饮暴食、吃的东西太多太杂或者饥一顿饱一顿，都会损伤脾胃，使

脾胃不能很好地发挥消化运化食物的作用，从而造成积食，引起腹胀腹痛。这方面小孩和老人表现最为突出。小孩的脾胃本身就比较娇嫩，而大人往往怕孩子吃不饱，总是让孩子吃得很多，脾胃运化不过来就会形成积食。而老人本身的消化功能就比较弱，吃得多了就会运化不了，出现问题；平时吃个七八分饱就可以了。

第二是情志方面的原因。情志不畅、肝气郁结也会导致脾胃气机失调，从而导致腹胀。

第三就是湿热郁结。尤其是夏秋季节湿热比较重，如果这些湿热进入身体就会导致气机受阻，使脾胃的升降功能失调，导致胸闷腹胀。

第四就是受寒。这方面以小孩居多。过食寒凉的食物或者冷饮，以及衣服比较单薄，就会导致寒邪入侵，脾胃受损，从而不能温化水湿，导致腹胀腹痛。

《诸病源候论·腹胀候》认为："腹胀者，由阳气外虚、阴气内积故也。阳气外虚受风冷邪气；风冷，阴气也。冷积于府脏之间不散，与脾气相壅；虚则胀，故腹满而气微喘。"

○ 腹胀腹痛用捏脊、揉腹来缓解

肚子胀不消化，其实只要平时多注意一些，再结合一些简单的食疗按摩，就能很好地减轻这种症状带来的痛苦。首先要养成合理的饮食习惯，不暴饮暴食，不过多地吃生冷的食物，饮食以清淡为主。尤其对于小孩来说，家长一定要摆正心态，不要认为吃得多就是好。另外，保持轻松愉悦的心情，注意腰腹部的保暖也很重要。

出现了腹胀腹痛的情况，如果是小孩的话大人可以给孩子捏捏脊或者揉

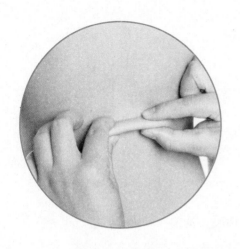

◇ 捏脊又称捏积，是用双手的拇指和食指同时用力捏拿住孩子后背皮肤，从长强穴开始，沿着督脉向上，边推边提捏至大椎穴。

腹，每天定时做有不错的效果；而如果是大人的话，则可以饭后散散步或者顺时针揉腹 100 下左右，也能起到帮助消化的作用。吃的方面可以备一些山楂丸来吃，能够帮助消化；但一定不能多吃，吃得太多反而会损伤脾胃。白萝卜有理气消胀的作用，可以生吃、煮水喝或者煮粥放一些。

　　治疗腹胀痛有几个常用的穴位，比如中脘、足三里、天枢。"肚腹三里留"，意思就是说腹部的问题可以用足三里来治疗。治疗腹胀痛可以按揉穴位，如果是受寒引起的，可以用艾灸。

Tips　　　　　　　　中医古籍这样说

　　《医学真传·腹痛》谓："夫通则不痛，理也。但通之之法，各有不同，凋气以和血，调血以和气通也；下逆者使之上行，中结者使之旁达，亦通也；虚者助之使通，寒者温之使通，无非通之之法也。若必以下泄为通，则妄矣。"腹痛的治疗以"通"为大法，进行辨证论治：实则泻之，虚则补之，热者寒之，寒者热之，滞者通之，瘀者散之。肠腑以通为顺，以降为和，肠腑病变而用通利，因势利导，使邪有出路，腑气得通，腹痛自止。

吃错东西拉肚子、长期腹泻，各有妙招

　　拉肚子很烦人，一趟一趟地往厕所跑，整个人都快虚脱了。很多人都认为拉肚子是因为吃错了东西引起的，这确实是一个很重要的原因，但并不是所有的拉肚子都是吃错东西引起的。要想对症调养，就要找到引起拉肚子的根本原因。

○ 吃错东西拉肚子，老偏方快速止泻

　　路边摊的小吃很诱人，麻辣烫、烤串、麻辣小龙虾……看着都眼馋。然而好吃归好吃，由于大部分路边摊管理混乱、卫生状况很差、食品安全无法保证，因此食物中往往含有对人体有害的寄生虫、细菌和病毒，嘴过足了瘾，肚子却要受罪了，腹泻个不停。

　　吃错东西拉肚子主要是大肠杆菌、痢疾杆菌、轮状病毒等感染引起的，其病位在肠道，主要是由饮食不洁而感受湿热疫毒引起的。湿热疫毒侵入人体，损伤了脾胃，湿热积滞在肠道中，导致气机不畅、运化失调、气血阻滞，热毒积聚，最后引发腹泻。

　　对于这种由湿热引起的拉肚子，用马齿苋粥来调理是不错的选择。取新鲜马齿苋60克（干品30克），洗净切碎，然后煮汁，去渣；在锅中放入100克粳米，同时放入马齿苋汁和30克大蒜共煮。早晚温热服用，连服三

天。这个方子具有清热止痢的作用，适用于感染性腹泻。马齿苋有清热利湿、解毒消肿的作用；大蒜性温味辛，熟吃能够温暖脾胃、祛除寒湿，起到解毒杀虫、止泻止痢的作用。

　　夏秋季节是感染性腹泻的高发季节，要注意不吃腐败变质的食物，不喝生水；生吃瓜果要烫洗，冰箱里的饭菜要热透以后才能食用，养成饭前便后洗手的良好习惯。如果出现上吐下泻、发热、腹痛、精神不振甚至便血等情况，一定要及时就诊，不要单纯用止泻药。

○ 长期腹泻，揉揉肚脐两边的穴位

　　腹泻俗称"拉肚子"，是生活中的小毛病。但腹泻一直好不了，吸收不好会引起营养不良，那可是很要命的。长期腹泻不能随便吃药应付了事，要知道腹泻大多是肠道疾病的表现，因此腹泻超过几个月的人，特别是中老年人，最好到医院检查清楚。如果没有发现其他疾病，又排除了严重的肠道疾病，这时候就可以用中医按摩的方法试一试。

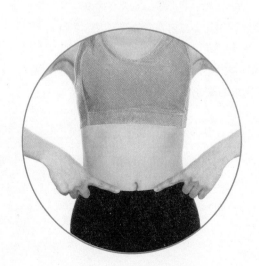

◇ 天枢穴位于肚脐旁开两寸，长期按摩能改善肠胃功能，缓解各种肠胃疾病。

其中按揉天枢穴能起到不错的效果。天枢穴位于肚脐两侧旁开两寸，就是大约两个大拇指的宽度位置处，。腹泻发作时可以用拇指指腹按压在两侧穴位上，由轻到重，缓缓压下；力度以自己能承受为度。持续按揉五六分钟，再将手指慢慢抬起，在原处按揉片刻。慢性腹泻主要是因为天生体质虚弱，或病后体弱，或长期饮食不节损伤脾胃，导致脾胃虚弱、运化失调，不能升降清浊引起的。天枢穴属于足阳明胃经，是腹部要穴，长期按摩能改善肠胃的功能，有效缓解各种肠胃疾病。同时，可以配合前面提到的足三里、中脘穴应用，如果是一受凉就腹泻的话，还可以艾灸这几个穴位，也可以起到很好的健脾止泻的作用。

Tips　　　　　　中医古籍这样说

《古今医鉴·泄泻》说："夫泄泻者，注下之症也。盖大肠为传导之官，脾胃为水谷之海，或为饮食生冷之所伤，或为暑湿风寒之所感，脾胃停滞，以致阑门清浊不分，发注于下，而为泄泻也。"泄泻的病因有外感、内伤之分，外感之中湿邪最为重要，内伤当中脾虚最为关键，在发病和病变过程中外邪与内伤，外湿与内湿之间常相互影响，外湿最易伤脾，脾虚又易生湿，互为因果。本病的基本病机是脾虚湿盛致使脾失健运，大小肠传化失常，升降失调，清浊不分。脾虚湿盛是导致本病发生的关键因素。

便秘很难受，
多吃杂粮和蔬菜

便秘可以说是很多人的难言之隐。每天到了需要排便的时候，心里都有些隐隐的害怕。明明肚子胀胀的，想上厕所，可蹲在厕所老半天就是排不出来，或者好几天才上一次厕所，甚至怀疑是不是肠道出了问题。

○ 内热、阴虚、脾胃虚弱都会引起便秘

便秘分为器质性和功能性两种。器质性就是肠道、直肠、肛门等器官发生了病变，这种情况针对具体的疾病进行治疗就可以了。功能性便秘可以由很多原因引起。比如进食量少或食物中缺乏纤维素或水分不足，因工作紧张、生活节奏快等导致精神高度紧张打乱了正常的排便习惯，体弱活动量少，导致肠胃蠕动功能减弱等，都有可能导致便秘。

中医认为导致便秘的原因有很多，但与以下三方面关系最大。第一是内热，也就是胃肠燥热，使会消耗掉肠道里的很多津液，导致大便干燥，从而引起便秘。第二就是与阴虚有关。尤其是老年人，肠道阴虚津液不足，不能对排泄物起到相应的滋润作用。第三就是跟脾虚有关。脾虚就没有足够的推动力，推动排泄物向下传递，导致便秘。可以用船、水、风比喻三者的关系。大便就相当于一艘小船，肠道就像一条河流，大便要想顺利往下走的话，肠道这条河流推动小船的水流动力要足，能够正常地蠕动，把大便排出来。同时大便也需要肠道内的津液对其进行滋润，就像水量充沛之后船才不

会搁浅一样。最后船要想跑得快，还需要借助风力来推动，而脾气就相当于这个推动力，脾气弱的话就不能很好地推动大便向下走。所以要想大便通畅，肠道蠕动功能好，肠道内的津液充足，脾气足，这三要素缺一不可。

便秘很多情况下会提示一些肠胃消化系统的疾病。但有时候也会影响其他疾病，比如心脑血管疾病。人们在费力排便的时候，可能会诱发心脑血管方面的疾病，所以有这方面疾病的患者要尽量保持大便通畅。

○ 多吃杂粮和蔬菜，有效缓解便秘

在养生方面有一种说法：**若要长生，肠中常清**，也就是要想活得长，肠道应该是干净的。要做到这点，首先就要在饮食上多加注意，不能吃太多荤腥油腻、过甜过辣的食物，饮食应该清淡，多吃杂粮、蔬菜、水果等富含粗纤维的食物，保证入口的东西是清洁干净的；另一方面就是排泄功能要好，能顺利地把体内的废物排出去。

如果是内热引起的便秘，可以通过改善胃动力、泻火来缓解。可以吃一些大黄、决明子之类具有泻火排毒功效的中草药。大黄性凉味苦，具有清

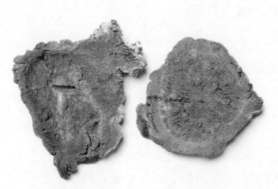

◇ 大黄性凉味苦，具有清热泻火、凉血解毒的作用。

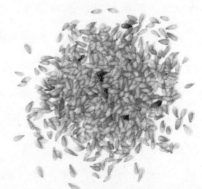

◇ 柏子仁，性平味甘，多用于阴血不足引起的虚烦失眠、肠燥便秘等症。

热泻火、凉血解毒的作用，但不能多吃。因为吃多了就会对它形成依赖，吃的话便秘症状会减轻，一不吃情况又会加重。而且**大黄药性很猛**，生大黄有"生军"之称，就是形容它像军队一样荡涤肠胃，体质虚弱的人难以承受。**所以要在医师指导下使用，并且从小量开始用起，仅在应急的情况下使用，不能长期服用。**也可以用决明子茶，决明子 10 ~ 15 克，蜂蜜 20 ~ 30 克。决明子捣碎，加入 400 毫升清水煮 10 分钟，冲入蜂蜜，代茶饮。决明子性寒，脾胃虚寒者、体质弱者以及孕妇等忌用。

如果是因为阴虚、体内津液不足引起的便秘，可以吃一些增加体内津液，具有润肠作用的食物，如用麻子仁、柏子仁、麦冬等具有润肠作用的食物来熬粥，平时可以多喝水，喝一些酸奶促进肠道蠕动。

如果是脾虚型的便秘，可以取黄芪 15 克、蜂蜜 30 克。将黄芪放入砂锅，加清水 500 毫升，煎至水剩 300 毫升，去渣取汁，加入蜂蜜，和匀煮 1 ~ 2 沸，代茶饮。

另外，肉苁蓉、当归、桑椹、何首乌等中药也有很好的养血、润肠、通便的作用，可改善肠蠕动，抑制大肠的水分吸收，缩短排便时间。对老年人习惯性便秘，体虚便秘和产妇产后便秘疗效显著。

Tips　　中医古籍这样说

《兰室秘藏·大便结燥门》说："若饥饱失节，劳役过度，损伤胃气，及食辛热厚味之物，而助火邪，伏于血中，耗散真阴，津液亏少，故大便燥结。""大抵治病，不可一概用巴豆、牵牛之类下之，损其津液，燥结愈甚，复下复结，极则以至引导于下而不通，遂成不救。"强调饮食劳逸与便秘的关系，并指出治疗便秘不可妄用泻药。

《医宗必读·大便不通》说："更有老年津液干枯，妇人产后亡血，及发汗利小便，病后血气未复，皆能秘结。"阴亏血少，血虚则大肠不荣，阴亏则大肠干涩，肠道失润，大便干结，就会形成便秘。

痔疮便血很痛苦，
清热去火多吃苦味食物

便血是很多疾病的一个预兆，日常生活中最常见的就是痔疮引起的便血了。随着现在社会久坐的工作、生活方式的增加，很多人会都被痔疮所困扰，出现排便时伴有鲜血、疼痛的情况，难言之隐让人痛苦不堪。马应龙痔疮膏在国外的火热，在美国亚马逊购物网站上甚至打败"老干妈"成为新宠，也揭示了痔疮的多发。

○ 分清近血和远血，对症治疗

便血分为两种情况：一种是远血，一种是近血。所谓远血就是出血的部位比较高，离肛门比较远，一般出血点在消化道上面，比如胃、十二指肠、小肠。因为出血的位置比较高，到达肛门的时候，血已经呈暗红色或黑色。所谓近血，就是说出血的位置比较靠下，离肛门比较近，比如痔疮出血、溃疡性结肠炎出血等，这一类的出血都是偏鲜红色的。便血要先根据症状找原因，最好到医院检查一下，明确是什么原因引起的。

如果是痔疮引起的便血，还不是特别严重，但它给患者带来的疼痛也会让人很痛苦。如果血色发黑，就一定要去医院做相应检查，查明是什么原因引起的出血。因为消化道出血还是很危险的，万一引起大出血就会有生命危险。消化系统的溃疡、肿瘤常伴有便血，需要进一步检查，及时诊治。

关于治疗便血的方法，因为引发便血的原因很多，所以需要对症治疗。而且像这种出血类的疾病，不能只停留于止血。因为仅仅是止血的话，就会掩盖一些其他症状，从而延误了病情。

对于常见的痔疮出血，如果不是特别严重，可能就是那几天上火了，使得痔疮加重，引起便血疼痛。这种要以去火、治痔疮为主。痔疮是直肠末端粘膜下和肛管皮肤下静脉丛发生扩张和屈曲引起的。尤其是现代人，长期坐在办公室里办公，又很少运动，就出现了十人九痔的情况。还有很多人喜欢吃一些辛辣刺激的食物，这些都会加重痔疮的病情。针对这种情况，首先要把自己从办公桌前解放出来，坐了个把小时就起来走动走动；平时多运动，做一些提肛运动，促进局部血液循环。另外，饮食以清淡为主，尤其是在痔疮、便血发病期要杜绝辛辣食物，多吃一些具有清热去火、润肠功效的食物，例如苦瓜、芝麻等。

治疗痔疮、缓解便血情况有一个比较有效的穴位——承山穴。承山穴位于小腿后面正中的位置，对于缓解便秘、痔疮有很好的作用。当症状发作时，可以按摩承山穴来减轻痛苦。

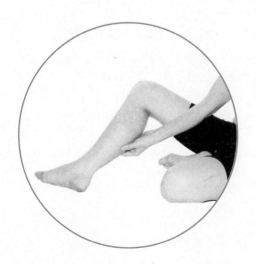

◇ 承山穴在小腿肚下方呈人字形纹的顶部凹陷处，也是小腿后侧的正中点，左右各一，在便秘、痔疮发作时按摩此穴能减轻痛苦。

槐花凉血、止血，泡水代茶饮可以缓解痔疮出血。中医认为槐花味苦、性微寒，归肝、大肠经；入血敛降，体轻微散；具有凉血止血，清肝泻火的功效。槐花主治肠风便血、痔血、血痢、尿血、血淋、崩漏、吐血、衄血、肝火头痛、目赤肿痛、喉痹、失音、痈疽疮疡。

而从西医的角度看，槐花含芦丁（芸香苷）、槲皮素、鞣质、槐花二醇、维生素 A 等物质。芦丁能改善毛细血管的功能，保持毛细血管正常的抵抗力，防止因毛细血管脆性过大，渗透性过高引起的出血、高血压、糖尿病，服之可预防出血。

所以槐花多作为治疗便血的常用药，用于大肠湿热引起的痔出血、便血、血痢及血热引起的吐血、衄血。如果正好是五月槐花盛开的季节，上述症状人群可以用鲜槐花 30 克、鲜马齿苋 30 克、鲜生藕节 30 克，榨汁服用。**脾胃虚寒及阴虚发热而无实火者，慎服槐花。**

Tips　　　　　中医古籍这样说

《石室秘录·通治法》说："血之下也，必非无故。非湿热之相侵，即酒毒之深结。若不逐去其湿热、酒毒，而徒尚止涩之味，吾未见其下血之能止也。"湿热便血多因饮酒嗜辛，胃中蕴积湿热，下注大肠，灼伤阴络所致。

气血瘀堵、经络不畅
导致手脚麻木

　　坐得时间久了，或者长时间保持一种姿势，就会觉得手脚有点儿麻木，刚站起来的时候甚至会站不稳。这是怎么回事呢？

　　引起手脚麻木有很多方面的原因，首先要看是什么原因造成的。先说一些比较严重的，已经对人体造成比较大的困扰。偏身麻木，就是半个身子都感到麻木，这多跟脑血管疾病有关，也就是老百姓常说的中风，这属于中枢神经系统的病变，脑损伤造成感觉障碍。糖尿病可能会引起周围神经病变，患者感到的手足麻木为对称性的，就像带了手套或者袜套一样。此外，维生素 B 缺乏、甲状腺功能减退、感染、中毒等都可能引起肢体麻木。

　　从中医方面来讲，主要还是跟体内有痰瘀，气血虚弱、运行不畅有关。体内有痰瘀就会阻碍气血的运行；气血不能很好地运行到全身，尤其是四肢，就会产生麻木的感觉。同时，如果气血本身就虚弱，气虚不足以推动血液在全身的流通，或者血虚、贫血，身体尤其是四肢得不到充足血液的濡养，也会产生麻木的感觉。还有一个原因就是经络不畅通。经络贯穿全身，如果某一部分经络不畅通，这部分经络运行的部位就可能有麻木的感觉。

　　既然主要是气血亏虚或者局部瘀滞引起的手脚麻木，就应该从养气血和改

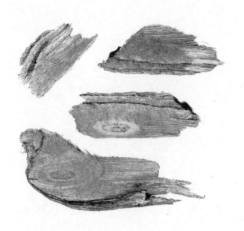

◇ 鸡血藤，性温、味甘苦，具有活血补血、舒筋活络的作用，多用于治疗月经不调、手脚麻木等。（孕妇忌用）

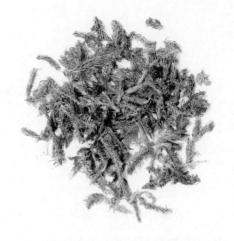

◇ 伸筋草，性温、味苦辛，具有有祛风除湿，舒筋活络的功效。

善局部循环来调养治疗。黄芪是治疗气血虚弱引起的麻木的一个常用药，中医说"气为血之帅"，"气行则血行"。黄芪通过益气来促进气血的循环，对改善肢体麻木有一定的作用，可以用它来熬粥或者泡酒喝。金元时代名医李东垣的"当归补血汤"是临床上常用的一个补气血的方子，药方组成很简单，只有黄芪和当归两味药，但药量很有讲究，黄芪和当归5：1的比例组成。我们可以煎水喝（不是泡水），也可以将药材打粉冲服。鸡血藤在通经活络方面也有不错的效果，可以买一些泡水喝。

但是，一般的食疗效果都比较慢，外用的话效果会更快一些。像鸡血藤、当归、红花、桂枝、伸筋草这些具有活血化瘀、通筋活络的中药，都可以用来泡手泡脚。用这些材料煎水泡洗，能起到改善局部血液循环、活血化瘀、通筋络的作用，对改善手脚麻木的症状很有效果。需要注意的是因为身体本身就比较麻木，感觉不灵敏，首先要把水温调好，控制在

37℃～40℃就可以了，每次不超过 15 分钟，以避免烫伤皮肤。另外也可以配合做一些按摩推拿，按摩或者拍打感到麻木部位的肌肉，也能起到缓解的作用。此外，有糖尿病、高血压、高脂血症等危险因素的人，如果出现反复的肢体麻木，一定要重视，这很有可能是中风的先兆，要及时就诊，避免出现严重的后果。

Tips　中医古籍这样说

　　《杂病源流犀烛·麻木源流》说："麻木，风虚病亦兼寒湿痰血病也。麻，非痒非痛，肌肉之内，如千万子虫乱行，或遍身淫淫如虫行有声之状，按之不止，搔之愈甚，有如麻木之状。木，不痒不痛，自己肌肉如人肌肉，按之不知，掐之不觉，有如木之厚。"
　　《溪陆氏医述·手指尖》说："平人手指麻木，不时眩晕何？曰中风先兆，须预防之，宜慎起居，节饮食，远房帏，调情志。"手指麻木可能是中风先兆，需要提高警惕，及时治疗。

手脚总是冰凉，还特别怕冷，是怎么回事呢

总有这样一群人，在夏天还感觉手脚冰凉；冬天戴着厚厚的手套穿着厚厚的雪地靴，还是感觉很冷的样子。出现这种情况多半是阳气虚弱了。

○ 阳虚的人多怕冷，这些事让你阳气越来越虚

手脚总是冰凉、怕冷，常见于两类人身上。一类是身体比较瘦弱的女性，一类是老年人。出现这种症状主要有两方面的原因。一是阳气虚，这种情况是真正的怕冷。因为阳气有一个温煦全身的作用，能让人保持正常的体温；阳气旺盛的人一般都怕热不怕冷。但如果阳气虚弱，阳气不能到达全身，尤其是身体的末端——四肢，就会出现手脚冰凉、怕冷的症状。另一方面的原因是阳气郁滞，也就是并不是真正的阳气虚不能温煦四肢，而是阳气郁滞在脏腑里面，不能发散到四肢、体表，从而导致手脚冰凉、怕冷。这种情况就不需要温阳了，而是应该将阳气发散出来，以便温煦四肢。

阳气对温煦四肢的作用，用冬季暖气供暖来比喻就很形象。阳气虚就好比锅炉烧的不好，加热的温度不够，房间（手脚）的温度自然就上不去；另一种情况呢，锅炉加热没有问题，但是供暖的管道不太通畅（郁滞），房间（手脚）的温度也上不去。这两种手脚冰凉，因为原因不同，治疗上也有区别。阳虚以补阳为主，可以吃一些补阳的食物，如韭菜子、羊肉、锁阳等

等；郁滞则可以通过增加运动来促进血液循环，改善手脚不温的症状。

日常生活中，最常见的还是阳气虚。这一方面跟先天体质有关；有些人先天不足，生下来就阳气虚弱。另一方面就是后天没有保护好阳气，导致的阳气虚。阳气在身体中就相当于太阳，人的生存是要靠阳气来维持的。正如《黄帝内经·素问》中所说："阳气者，若天与日，失其所则折寿而不彰。"就是说阳气就像天空中的太阳一样，没有阳气，人就会折寿，就会活不长。阳气这样重要，但日常生活中人们却做了很多损伤阳气的事情。比如贪凉喝冷饮，夏天把空调温度调得很低，洗冷水澡，穿露脐装、超短裙等，这些都是很伤阳气的做法。

中医讲究春生夏长秋收冬藏，即春天阳气开始生长，到了夏天应该是阳气最旺盛的时候，秋天阳气慢慢地收敛起来，到了冬天就应该把阳气储藏在身体里面。正常的做法应该是按照这个规律走，春夏养阳，秋冬养阴。就是春天、夏天应该让阳气生长生发，让它达到一个最好的状态；到了秋天、冬天就应该保护好阳气，不要让阳气损耗过快。但很多人在夏天最应该养阳气的时候却做着损伤阳气的事，像吹空调、喝冷饮等。在冬天，阳气最薄弱的时候也做着损伤阳气的事，像大冬天穿裙子，再冷都一条单裤不穿秋裤等，这些都损耗着身体里的阳气。

另外一件极度损伤阳气的事情就是熬夜。中医有一种说法叫作"冬至一阳生"，或者"子时一阳生"，就是说在每年冬至或者每天的正子时（晚上的12点），是阳气最弱，也是阳气开始生发的时候，这时候应该静养、睡觉来养阳气，不然阳气很难开始生发，时间长了就会损伤阳气。

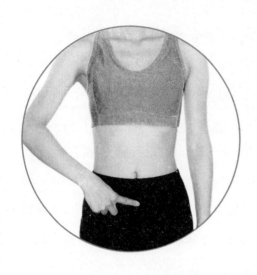

◇ 关元穴，位于肚脐下方3寸的位置，具有培元固体、补益下焦的功效。

○ 冬吃萝卜夏吃姜，原来是这么回事

阳虚跟气血也有一定的关系。因为如果阳气虚弱的话，阳气推动气血运行的功能就会下降。阳虚寒盛就会引起气血收涩；气血运行不到四肢，就会出现手脚冰凉的情况。出现这种情况就需要温阳补气了。像平时说的"冬吃萝卜夏吃姜"就是这个道理。夏天是最容易受寒、损伤阳气的时候，因为夏天的时候，人的阳气大多都发散到了身体的外表，而脏腑里的阳气就会偏弱一些，而很多人还喜欢吃冷饮、西瓜之类的偏凉的东西。所以夏天的时候吃一些姜，能起到温阳的作用。

药补不如食补，平时多吃一些具有温阳补肾作用的食物，长期坚持也能收到不错的效果。小茴香、胡椒、花椒等香辛味调料，大多具有温中散寒的作用，炒菜、煲汤时可以适量放入一些。另外，羊肉具有很好的温阳作用，尤其是冬天，来一碗热腾腾的羊肉汤，具有很好的温阳祛寒的作用。艾灸也是温阳的一个特别好的办法，像这种手脚冰凉、怕寒，可以艾灸关元穴、命

门穴这些穴位，以起到温阳的作用。人们常说"寒从脚下生"，还可以用一些具有温阳活血效果的中药来泡脚，比如桂枝、艾叶、红花等，也能起到温阳活血、温通经络的作用。

Tips　　　　　　　　　中 医 古 籍 这 样 说

　　《黄帝内经·素问·阴阳应象大论》说："阴盛则寒。"《黄帝内经·素问·调经论》说："阳虚则外寒。"体内阴气过盛、阳气不足的人通常怕冷。

　　《伤寒论大全·厥分寒热辨》说："人之手足乃胃土之末，凡脾胃有热，手足必热，脾胃有寒，手足必冷，理之常也。"

总爱水肿，
多是脾肺肾失调了

稍微多喝了点儿水，腿就肿了，还一按一个坑。早上醒来脸部，尤其是眼睛周围经常是肿的，这是怎么回事呢？

○ 体内湿气重、脾肺肾失调就爱水肿

水肿多由三方面的原因引起。一个是心源性水肿，跟心脏相关，像心衰等心脏方面的疾病，常会引起水肿。这种水肿多出现在腿上，很多人都是一按一个坑，还常伴有胸闷憋喘、不能平躺等症状。一个是肝源性水肿，多由肝腹水等肝病引起，常见的就是肚子肿胀，但胳膊、腿肿得并不是特别厉害。第三个就是肾源性水肿，更常见一些。肾衰、肾炎等肾脏疾病都会引起水肿，这种水肿一般是从眼皮肿、脸肿开始的，慢慢会出现全身性水肿。由肾脏疾病引起的水肿，尤其是到了疾病晚期，一般是很难调治的。因为治疗水肿，最主要的就是利水，但肾是主水液运化的，肾功能不行了，排水也就困难了，就只有借助外力透析来治疗了。

此外，常见的一种双下肢水肿，多是久站或者体力活动后出现，下午晚上重，休息一晚能缓解，这属于下肢静脉回流不畅，很多站立工作的人比如老师、理发师、外科医生等有这个职业病。可以通过经常抬高下肢、适当活动、穿专业的弹力袜等方式来改善症状。

　　从中医方面讲，水肿跟肺脾肾的关系大一些。中医认为肺是水的上源，有一个肃降、通调水道的作用，肺气不利或者肺气不足，就会影响水的向下代谢；脾处在肺和肾的中间，具有运化的功能，就是将体内的水、津液输送到全身各处；肾则是直接主水的，水液方面的疾病基本都跟肾有关。脾属土，肾属水，土能够克水。如果脾气虚的话，就不能很好地制约水，水就会到处泛滥。脾就相当于河堤，发洪水的时候，河堤崩溃，水就会到处泛滥；脾气弱，不足以制约水的时候，水就会流向全身各处，造成水肿。肾本身就是主水的，出现了肾虚等问题，肾不能主持和调节水液代谢，水就会在全身泛滥，形成水肿。所以说水液代谢"以肺为标，以肾为本，以脾为中流砥柱"。

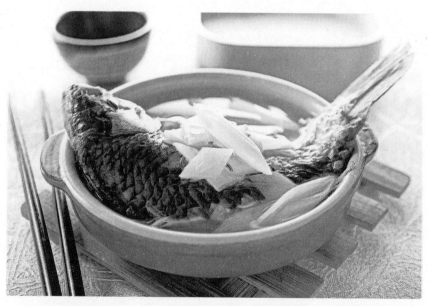

◇ 鲫鱼汤，鲫鱼，性平味甘，具有很好的健脾益气、利水除湿的作用，常喝鲫鱼汤对消除水肿有很好的功效。

　　另外，水在身体中是属于阴性的，它在身体内泛滥的时候，就是体内阴邪太重了。这跟身体阳气不足有关，心脾肾阳虚，导致阳不胜阴。这就像自然界阳光灿烂的时候，地上就会干燥；而阴天下雨的时候，地上就会潮湿，甚至蓄水的道理一样，所以平时也要注意保护阳气。

　　出现水肿情况的话，一定要去医院进行检查查清原因，对症治疗。疾病到了晚期治疗起来就比较困难了。在平时调养方面，主要以利水为主。像鲫鱼汤、冬瓜汤、玉米须汤都有不错的利水消肿效果。常用的一些药食两用的食材还有茯苓、薏苡仁、赤小豆等；按摩的话可以多按一按阴陵泉穴，这是脾经上的一个穴位，对缓解水肿有一定的作用。

　　需要注意的是，利水只是一个治标的手段，只能缓解症状，而且肾功能差的患者不能过度的利水，否则会加重肾脏的负担。所以出现水肿时，还是要及时就诊，明确病因。

Tips　　　　　　　　中医古籍这样说

　　《景岳全书·肿胀》说："凡水肿等证，乃肺脾肾三脏相干之病。盖水为至阴，故其本在肾；水化于气，故其标在肺；水唯畏土，故其制在脾。今肺虚则气不化精而化水，脾虚则土不制水而反克，肾虚则水无所主而妄行。"本病的病位在肺、脾、肾三脏，与心有密切关系。基本病机是肺失宣降通调，脾失转输，肾失开合，膀胱气化失常，导致体内水液潴留，泛滥肌肤。在发病机理上，肺、脾、肾三脏相互联系，相互影响，因此，肺脾肾三脏与水肿的发病，是以肾为本，以肺为标，而以脾为制水之脏。

脚臭、脚气，体内有湿热，捂脚的鞋不要穿

○ 脚爱出汗，还穿捂脚的鞋，难怪脚臭、脚气找上你

脚臭是由于脚心汗腺多，容易出汗；而汗液里除含水分、盐分外，还含有少量乳酸及尿素等物质。在多汗的条件下，脚上的细菌大量繁殖并分解角质蛋白，再加上汗液中的乳酸、尿素，这样就会发出一种臭味。脚气则是由致病性真菌引起的足部皮肤病，具有传染性，经常伴有足部皮肤皮疹、瘙痒、脱皮这些症状。尤其是夏天或者天气比较潮湿的时候，或者鞋过厚不透气，足部就会产生大量汗液挥发不出去，捂在足底，有利于真菌的繁殖，引起脚臭、脚气。

通常人们把脚气和脚臭混为一谈，其实它们是有区别的。有脚气的人一般都会有出汗、脚臭、脚痒等症状，严重的趾缝间会出现掉皮、红肿、水泡、裂口、溃烂等症状。而脚臭的根源是脚底皮肤排汗较多，长期下去也可能会发展成脚气。

从中医方面来说，主要是因为体内有湿热。中医认为湿气有三个特点：一是湿气不像水那样干净，秽浊垢腻的，易于出现排泄物和分泌物秽浊不清的现象，往往带有大量的病菌；二是湿气是很黏腻的；三是它跟水类似都属阴，都是往下走的，所以湿很容易侵袭人体的下部，从而诱发各种疾病，比

如各种妇科、男科疾病，以及脚臭、脚气等。另外湿和热很容易混合在一起，就像油混合进了面粉里面，揉搓成一团很难分离出来。

○ 用白鲜皮水洗脚，可以有效缓解脚臭、脚气

脚臭、脚气虽不是什么大毛病，却很让人尴尬。尤其是在一些需要当众脱鞋的场合，在脱下鞋的时候脚上散发出来的臭气还有难看的脱皮，让人恨不得找个地缝钻进去。然而，脚臭、脚气并不是不能被治疗的，治疗方法得当就能很好地缓解甚至完全治愈。

首先，要保持脚部皮肤的清洁和干燥，每天洗脚，勤换袜子。其次，尽量穿透气性好的布鞋，少穿捂脚的旅游鞋、运动鞋等，以免脚汗过多，利于足部真菌感染，加剧脚臭和脚气。同时还要少吃容易产生湿热、易发散的食物，如牛羊肉、辣椒、葱姜蒜等，饮食宜清淡。最后还要保持情绪的稳定和恬静，少发怒，少激动。做到这些，就能在最大程度上减少脚臭、脚气的发生。

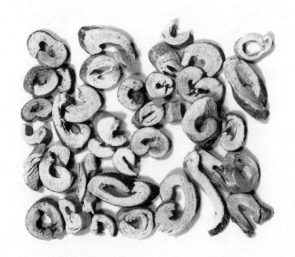

✧ 白鲜皮性寒、味苦咸，具有清热燥湿、祛风止痒、解毒的功效。

　　脚臭、脚气发生了也不必太过焦虑，可以用一些具有清热、解毒、祛湿的中药材煎水来泡脚，能起到很好的缓解作用。其中白藓皮、苦参、蒲公英、马齿苋、穿心莲都是不错的选择。白藓皮性寒、味苦咸，具有清热燥湿、祛风止痒、解毒的功效；苦参性寒、味苦，能够清热燥湿、杀虫利尿，尤其适用于湿气比较重引起的脚臭、脚气；蒲公英性寒、味苦甘，能够清热解毒、利尿散结；马齿苋性寒、味酸，具有很好的清热解毒、凉血止血功效。这些中药材在中药店都可以买到，蒲公英、马齿苋、穿心莲也可以采摘新鲜的捣碎涂抹于局部，或者做成凉拌菜来吃。但这四味中药材都偏寒，脾胃虚弱的人不宜食用。

Tips　　　　　　　　　　中医古籍这样说

　　《医宗金鉴》说："臭田螺疮最缠绵，脚丫搔痒起白斑，搓破皮烂腥水臭，治宜清热渗湿痊。脚气由胃经湿热下注而生。脚丫破烂，其患甚小，其痒搓之不能解，必搓至皮烂，津腥臭水觉疼时，其痒方止，次日仍痒，经年不愈，极其缠绵。"可以用甘草薏苡仁煎汤洗之，嚼细茶叶涂之，干则黄连膏润之；破烂甚者，宜用鹅掌皮，研末，香油调敷，效果不错。

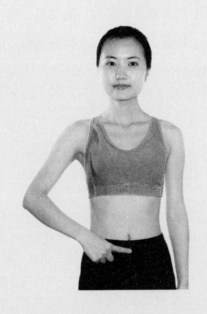

◇ 气海穴位于肚脐下方 1.5 寸（约两横指）的位
置，按摩气海穴能够使体内的气机更好地运行
于全身，是保证人体机能正常运行的"粮草"。

第三章

不同人群对症调阴阳，全家健康无忧

调阴阳对每个人都至关重要，只有阴阳平衡了才能有一个健康的身体。然而不同的人群，需要调理的方面也各不相同。就像上班族总是觉得累、空调吹多了浑身不舒服；女人更关心自己的皮肤和各种妇科疾病问题；男人希望自己更强壮；老人希望自己少病少灾、记忆力像年轻人一样；关于孩子，家长更关心其吃饭问题。不同的人群，都有自己因为阴阳不平衡而引发的各种症状，只有针对不同人群，针对他们不同的问题来对症调阴阳，才能起到事倍功半的效果。

风寒感冒、风热感冒，
分清原因才能对症下药

感冒是指病毒引起的急性上呼吸道感染，由流感病毒引起的为流行性感冒；由其他病毒（多达一百多种，以鼻病毒、冠状病毒最常见）引起的为普通感冒。一般我们所说的都是普通感冒。感冒可以说是最常见的一种疾病了，要说谁没有得过感冒还真不好找。感冒虽不是什么大病，但它时不时就会找上门，发烧、咳嗽、流鼻涕，很是不好受。感冒看似简单，实则不简单。看似简单的风寒感冒和风热感冒却大不相同。

○ 外邪入侵是患感冒的主要原因

感冒最常见的就是两种：风寒感冒和风热感冒。都是受外界风寒或者风热这些邪气侵入导致的典型的外感疾病。一般天热的时候风热感冒多一些，天冷、气温骤降的时候风寒感冒多一些。风寒感冒，简单说就是体内被寒气入侵了。因为寒邪损伤了人体的阳气，一般表现为发烧怕冷的症状，总是感觉衣服穿少了，还经常伴有流清鼻涕、咳嗽打喷嚏、头疼、四肢发紧不舒服等症状。风热感冒是热邪入侵了体内，从而导致阴虚火旺，一般表现为发热怕风的症状，但并不是十分怕冷，同时伴随着流鼻涕、咳痰、口渴、咽痛等症状；刚开始发病时可能是流清涕咳白痰，但因为内热比较重，很快就会转成黄色的。这两者都以感受风邪为基础，中医认为风为阳邪，其性轻扬升散，具有升发、向上、向外的特性。所以风邪致病，易伤人上部，易犯肌表、头部、肺部等阳位。

其实对于感冒，还有其他许多疾病，身体是有自身的防御屏障的，这个屏障叫作"卫气"。卫气，保卫的卫，运行于人体的全身，起到卫兵的作用，抵抗外邪，保护人体。卫气和正气是相辅相成的。如果体内正气旺盛，也就是阴阳平衡、身体强壮，那么卫气也就比较旺盛，抵抗外邪的能力就强一些。如果人体自身正气不足，阴虚或阳虚，身体衰弱，卫气也会比较虚弱，就容易被外邪入侵。这就是《黄帝内经》中所说的："正气存内，邪不可干。"即人体的正气充足了，就具有抵抗力，外邪就不能够侵犯人体了。"干"的意思是干扰，侵犯。但是有时候，外面的邪气太厉害，即使体内正气充足、卫气旺盛，邪气一样能侵入体内，引起感冒等疾病。这就是为什么有些人明明身体很强壮却感冒了，这就是外邪太厉害了，比如感染了致病力很强的流感病毒等情况。

○ 感冒也需要及时治疗、调养

感冒作为一种发病率极高的疾病，应该怎样预防、治疗和调养呢？预防的话，首先就要加强体质锻炼、合理作息，平时多运动、劳逸结合，避免过度疲劳。只有这样，体内的正气才会足，卫气才会旺盛，才能够抵御外邪的入侵。正如俗话说"黄鼠狼专咬病鸭子"、"柿子捡软的捏"，邪气也更容易找上体质衰弱的人。只有自身强大了，邪气来了也能将它挡在门外。另外就是在感冒的高发期，尤其是病毒性感冒流行期，一定要避免接触流感病毒携带者，出门戴口罩，少去公共场所、医院这些地方。同时要经常开窗通风。保持空气的流通很重要，因为只有保持空气流通，才能降低病菌病毒的浓

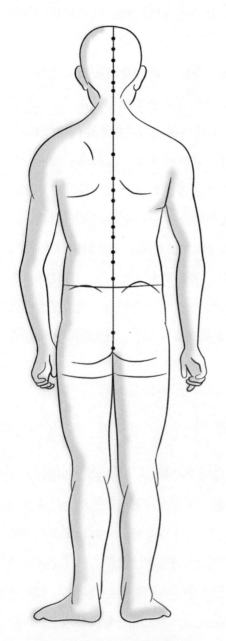

◇ 督脉起于小腹内，下出于会阴部，向后行于脊柱的内部，上达项后风府，进入脑内。

度，尽量少地吸入病菌病毒。

感冒是自限性疾病，如果没有并发症的话，一般5～7天后就可以痊愈。老年人、儿童以及有基础病的人感冒后容易出现并发症，使病程延长。一旦得了感冒，还是应该及时治疗。感冒常见的并发症有中耳炎、心肌炎、鼻窦炎、支气管炎、肺炎、肾小球肾炎等，如果没有及时治疗的话，可能会越来越严重。在发病初期，简单的治疗很快就能好起来；等到严重了，治疗效果就不那么明显了，而且容易诱发其他疾病。

从西医方面来讲，感冒了不建议自行使用抗生素，因为感冒绝大多数都是病毒感染引起的，服用抗生素非但对病毒无效，反而会增加各种细菌的耐药性，而且还可能有各种副作用，滥用抗生素有百害而无一益。应该于医院就诊，医生根据症状、血常规等来判断是否有细菌感染，开具处方；另外一定要注意休息，清淡饮食，适当喝水。从中医方面来讲，外邪入侵致病，就应该将外邪尽早驱逐出去，也是越早治疗越好。风寒感冒的话，可以用感冒清热颗粒等具有祛风散寒功效的中成药进行治疗；在发病初期，症状很快就能得到遏制。风热感冒的话，可以服用双黄连口服液、银翘片等具有疏散风热功效的中成药。

我们不提倡以物理降温的方式来治疗感冒发热，或用温水、酒精擦身以及用冰块降温这些方法，尤其是对于小孩来说。现在有一种退热贴，贴在额头上凉凉的，好像能缓解发烧等症状，其实不然。2015 年美国儿科学会发布的儿科发热患儿处理建议中，指出如果发热患儿一般状况良好，吃饭、睡觉、玩耍都很正常，可不进行退热处理；对于大部分体温超过 38.5℃且感到不适的孩子，首选口服对乙酰氨基酚或布洛芬。只有在孩子对退烧药过敏、不耐受、呕吐（无法服药）的情况下才进行温水擦浴。并且在孩子发烧时，不再推荐酒精擦浴和冰敷，因为这些方法会导致不良反应。尤其是酒精擦浴，甚至可能导致孩子昏迷或死亡。治疗发烧的目标是改善孩子的舒适度，而不是去退烧。

像物理降温这些方法，对退热并没有实质性的作用。它只是刚开始时会使体温有所降低，但并没有把外邪给驱除。这就像烧了一锅开水，临时加一点儿凉水进去，水温降低了，但过一会儿水还得开。关键是釜底抽薪，将柴火拿走，水才不会一直开下去。

其实，在感冒刚刚有一些苗头的时候，还是可以通过食疗、刮痧、拔罐的方法来缓解病情，甚至将感冒扼杀在摇篮里的。无论是风寒感冒还是风热感冒，刮痧、拔罐都是不错的方法。受风以后可以在背部的督脉、膀胱经周围做一些刮痧或者拔罐。所谓督脉督一身之阳气，阳气充足了就能把体内的邪气赶出去。发热时可以在大椎穴进行放血拔罐，祛热效果很好。自己在家操作可试试刮痧，拔罐、放血疗法建议由经验丰富的医师操作。

食疗的话，在风寒感冒刚开始的时候，可以用葱白或者生姜煎水喝，发一发汗很有好处。风热感冒的话，可以用薄荷、桑叶、菊花等具有辛凉解表作用的药物泡水喝。感冒的时候，饮食要以清淡、有营养为主，不要吃辛辣、油腻、不好消化的食物。

Tips 中医古籍这样说

《素问·骨空论》说："风从外入，令人振寒，汗出，头痛，身重，恶寒。"

《素问·玉机真藏论》说："是故风者百病之长也，今风寒客于人，使人毫毛毕直，皮肤闭而为热，当是之时，可汗而发也。"

《证治汇补·伤风》说："如虚人伤风，屡感屡发，形气病气俱虚者，又当补中，佐以和解，倘专泥发散，恐脾气益虚，腠理益疏，邪乘虚人，病反增剧也。"虚人感冒应扶正祛邪，不可专事发散，以免过汗伤正。病邪累及胃肠者，又应辅以化湿、和胃、理气等法治疗，照顾其兼证。

气虚有痰湿，人就会**虚胖**，没事常拍打带脉

毫无疑问，现在是一个以瘦为美的年代。虽然从健康的角度讲，太瘦了并不是什么好事，但太胖了也会引起很多健康问题。尤其是现在的很多胖人，明明吃得不多，却好像喝口凉水都会长肉。而且长的不是肌肉，而是摸上去软塌塌的肥肉，看起来也没有什么精神；脸色发浊不干净透亮，舌苔厚腻，总是懒得动弹，甚至一活动就会气喘吁吁，人们管这种胖叫作虚胖。

○ 胖人多痰湿，气虚则胖

当然，有很多人的肥胖是有遗传因素的，家人都比较胖，自己也比较胖，这是基因的问题，控制起来比较困难；全家人都偏胖也有可能和这个家庭的生活、饮食习惯有关，不单单是遗传因素的原因。然而，更多人的肥胖问题则是因为不良的生活方式引起的：平时不注意健康饮食，大鱼大肉、肥甘厚腻等食物吃得多，又不运动。这种胖完全是被催出来的，当然也是能被控制和减下去的。还有一些肥胖则是因为某些疾病或者使用某种药物引起的，这种情况一般没有太好的办法来减肥，只能是相关疾病治好了或者停止使用引起肥胖的药物，情况才能好转。但前两种情况一定要重视，尤其是啤酒肚，腰部像戴了一个游泳圈的这种，这种是心脑血管疾病发病的高危因素。现在很多人年纪轻轻就出现了啤酒肚，等到中年以后就容易出现三高以

及心脑血管疾病。

中医认为，肥人多痰湿，气虚则胖，这可以说是导致虚胖的两个主要原因，而这两个原因也常常互为因果。有的人一看上去就是肉乎乎的，而且面部神情看起来有点儿呆呆的，脸色不干净透亮，舌苔厚腻。这种人大多痰湿比较重。那么，痰湿和气虚是怎样引起肥胖的呢？主要是现在很多人吃较多的肥甘厚味之品却不注重锻炼，吃进去的东西不能很好地被机体消耗利用，堆积在体内最后就形成了痰湿。体内痰湿聚集滞留，代谢不出去，就会形成肥胖。痰湿属于阴邪，困阻脾阳，损伤脾气，进一步造成气虚；气虚的情况下，尤其是脾气虚，不能运化饮食，水谷精微不能正常代谢，淤积在体内，又会加重痰湿，两者常常互为因果，形成恶性循环。

○ 祛湿益气才能瘦下来

很多胖人，虽然看起来很胖，但体质并不好，特别容易感冒，跑两步就大喘气，很容易疲劳。这种情况必须从生活方式上进行调整。首先就是要适当运动。运动才能促进周身的气血循环，将体内过剩的热量消耗掉，体重才能减轻。中医认为"动则生阳"，适当的运动可以激发阳气，阳气足了就能一扫痰湿、水饮这些阴邪，就像太阳照耀下的地面积水会蒸

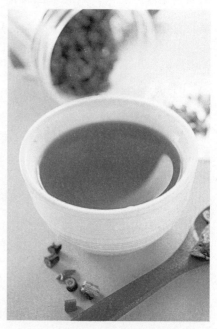

◇ 白术甘草汤，益气补脾。白术 15 克，甘草 3 克，水 600 毫升，绿茶 3 克。将白术、甘草加水，煮沸 10 分钟，加入绿茶即可。

发掉一样的道理，痰湿的情况才能减轻。然后还要控制饮食。一方面要控制饮食的量，不能过量；更重要的是要有一个合理的饮食结构。合理的饮食结构应该是以谷物杂粮为主，然后是蔬菜和适量的水果，再往上才是适量的脂肪、蛋白和糖分。对于肥胖的人来说，更应该以杂粮蔬菜为主，少吃精米精面这些太精细的食物，然后适当加一些鱼肉、瘦肉、蛋奶、豆制品等来补充营养。但像肥肉等高脂肪的东西以及含糖量高的饮料、甜品等应该尽量避免。

从中医方面讲，减肥主要就是健脾、益气、祛痰湿。在这方面，茯苓、白术和薏苡仁都能起到不错的功效。茯苓、白术具有健脾益气祛湿利水的作用，薏苡仁能够健脾止泻、利水。可以用它们熬粥或者煎水喝，长期坚持能起到一定的效果。按摩、艾灸也是利湿祛痰、减肥的有效方法。可以拿艾条来艾灸关元、足三里、神阙这些穴位，能起到温补和促进痰湿运化的作用。另外可以拍打带脉。带脉就是围着小肚子的一圈，就像腰上系着一个腰带一样，有一个约束的意思。带脉不固，不能约束全身气血津液的运行，就很容易胖起来。每天多拍打带脉，对减肥尤其是减肚子很有帮助。

Tips 中医古籍这样说

《脾胃论》说："脾胃俱旺，则能食而肥，脾胃俱虚，则不能食而瘦，或少食而肥，虽肥而四肢不举，盖脾实而邪气盛也。"

《仁斋直指方》说："肥人气虚生寒，寒生湿，湿生痰……故肥人多寒湿。"

《石室秘录》说："肥人多痰，乃气虚也，虚则气不运行，故痰生之。"

晕车呕吐，
用新鲜橘子皮和生姜来缓解

晕车的人不在少数，很多人一上了车就感觉头晕、恶心想吐，尤其闻不得车中的汽油味。如果遇到堵车走走停停，情况就更严重了，有的人恨不得把胆汁都吐了出来。然而，现代社会，汽车作为最普遍的交通工具，每个人都不可避免需要乘坐；既然不能避免，就要想其他方法来治疗晕车呕吐。

○ 酸甜食物可预防过饱引起的晕车呕吐

有的人之所以会晕车晕船，主要是耳朵中控制平衡的器官出了问题。也就是他们的内耳前庭和半规管过度敏感，当乘车乘船时，由于受到颠簸、晃动的刺激，内耳出现前庭功能紊乱，从而导致头晕、恶心呕吐、面色苍白、出冷汗等症状的出现。中医认为，晕车多是由先天禀赋不足或后天失养造成的体质虚弱引起的，所以当人们体质虚弱，比如正患有感冒等疾病的时候，就容易晕车。另外，睡眠不足、吃得过多或过少、饮酒、精神紧张焦虑以及噪声严重、路况差颠簸明显、车内汽油味重的时候，都可能诱发或加重晕车。

治疗晕车的药物也不少，呕吐时可以服用乘晕宁等防晕车药，精神紧张时可以服用镇静药。然而是药三分毒，无论什么药都有一定的副作用，因此很多人不愿意通过用药来防止晕车。预防晕车最好是用安全无副作用的方法。像对汽油味特别敏感的人，比较适合用闻新鲜橘子皮或柚子皮的方法来预防。上车前将新鲜橘子皮或柚子皮表面朝外，对准鼻孔挤压，吸入皮中喷射出来的芳香味喷雾；有条件的人可以用一点儿柑橘类精油或尤加利的精油，滴几滴在手绢上，乘车的过程中也可以随时拿出来吸闻。

橘子皮中含有大量的维生素 C 和香精油，具有理气化痰，健胃除湿的作用。它的清香气味能够排除异味，对准鼻孔挤出的橘香喷雾能够起到提神通气的作用，避免异味刺激引起恶心呕吐。柚子皮有跟橘皮相似的功效，淡淡的柚子香气也有安神的作用，可防止恶心呕吐。没有新鲜橘皮时，可用柚子皮替代。

为了巩固效果，可以在上车前或乘车过程中补充点儿富含维生素 C 的食物，比如橘子、柚子、猕猴桃等水果。这些酸甜食物能够健胃消食，特别适合吃得过饱后乘车、消化不良的人，可避免肠胃不适引起的恶心呕吐。如果没有水果，可以喝一些酸奶，吃一些酸梅、山楂糕等食物，也能预防晕车恶心呕吐。

○ 脾胃虚寒者在口中含一片生姜

不过有些人试了上面的方法并不管用，他们的症状不是腹中饱胀恶心，而是肚子里有一种空荡荡的感觉，晕车时容易头晕、出冷汗、手脚冰凉、怕开空调，吐出来的都是清水。这种人一般脾胃虚寒，坐车时不适合喝冷冻饮料、吃生冷酸味的水果。可以先喝一点儿温水，坐车途中在口中含一片生姜，或者取一片生姜贴在肚脐上，预防晕车的效果也不错。

生姜能够温胃散寒，而且有止呕的作用。药理研究表明，生姜中的姜酮、姜烯酮有很强的末梢性镇吐作用；姜酚、姜烯酮又有镇静的作用，进而

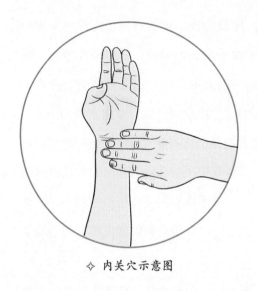

◇ 内关穴示意图

起到防治晕车的作用。不过，需要提醒的是，正在服用降血压药物的患者，吃生姜时需要咨询医生。预防晕车呕吐，还要注意坐车时要向前看，不要向两边看；尽量坐在车的前部，系好安全带，让身体固定，减少颠簸对肠胃造成的刺激。

晕车时还可以试试按压内关穴，很有效果，甚至胜过吃预防晕车的药。内关穴是手厥阴心包经的常用腧穴之一，在《灵枢·经脉》中已经有这个穴位的记载，它位于前臂内侧，腕横纹上2寸，在掌长肌腱与桡侧腕屈肌腱之间，现代常用于治疗心绞痛、心肌炎、心律不齐、胃炎、癔病等病症。除此之外，内关穴还可以治疗胃痛、呕吐、呃逆等胃疾，失眠、癫痫等神志病证，以及上肢痹痛、偏瘫、手指麻木等局部病证。按摩的时候可以用另一侧的拇指指尖或者指腹来点按、刺激这个穴位，以有酸胀感为宜。

Tips　　　　中医古籍这样说

　　《名医别录》说："生姜，味辛，微温。主治伤寒头痛、鼻塞、咳逆上气，止呕吐。"

　　《备急千金要方》说："凡呕者，多食生姜，此是呕家圣药。"

天天都觉得累，懒得动、不想说话，多半是气虚了

一天什么都没干，就是觉得累，浑身都没有力气，懒得动也不想说话。这好像是很多现代人的通病，但去医院检查又检查不出什么来，好像自己在装病。

○ 不良的生活习惯让你总是觉得累

出现了这种情况，各种理化检查都做了却查不出问题，西医大夫会考虑为抑郁等情绪障碍，中医则认为主要是气虚、阳虚了。一方面可能真的是之前劳累过度、说话过多，过度损耗了体内的元气，脏腑组织机能活动衰退，在气虚的基础上进一步发展，就会出现阳气虚少，造成气虚、阳虚。像说话主要是耗气的，经常说话就会耗散人的内气；内气不足了，就不能推动体内的气血津液到达身体各个部位；身体得不到濡养，就会感到疲倦、没有力气。所以像老师、播音员之类的职业，往往上了一天班后就不想再说话，好像上班时把一天的话都说完了，回到家之后只想安安静静地休息。这就是上班时说话太多，损耗了体内的气，造成气虚引起的。古代养生就非常注重少说话，所谓"食不言，寝不语"，就是为了节省人体内的精气来养阳益气。

孙思邈认为"多言则气乏"，他要求人们莫多言、宜少语，少语可使气

得以充养，反之则令气耗散。说话太多，耗气伤阴，时间久了还会出现气血两伤的状况，不仅会疲劳乏力，还会引起失眠等问题。因此，养生也要适度的说话，保护真气。但少言养生并不是说不让说话，朋友同事之间的闲聊，本来就是一种情绪的宣泄，有益于身心健康，身体脏器也是需要张弛有度的，整天不说话也不行。

上面说的是劳累过度、说话过多造成的气虚、阳虚。然而，现在很多年轻人平时并没有做什么劳动强度很大的工作，也不需要总说话，反而是天天坐在办公室没干什么，却天天喊累，总想躺着，这又是什么原因呢？

其实中医还有一种说法叫作"久卧伤气"，就是说长期不运动、睡得时间长了也会损伤阳气。所谓"动则生阳，静则生阴"，就是说运动能够生阳气，而静止时则生阴气。这其实是一个辩证的过程：适量的运动能够生阳气，但运动太过就会损耗阳气；同样，适当的休息能够养阴气，但天天坐着不运动就会使阴气比较旺盛从而损伤了阳气。所以动静结合、劳逸结合才是养阳的根本。

如果说老年人出现总是觉得累、体倦懒言的情况，主要跟年纪大了，气血不足、肝肾亏虚有关。年轻人主要就是不良的生活习惯引起的。每个人都是自然的一部分，只有按照自然的规律起居生活，才能拥有健康的身体。本来应该"日出而作，日落而息"的生活习惯，现在却被完全颠倒了。晚上不睡，早上不起，整天抱着手机、电脑玩，很少外出运动。长此以往，阴阳失衡，就会出现精力不足、昏昏沉沉、干什么都没有精神的现象。

○ 充足的运动和睡眠让你精力旺盛

中医有"昼不精，夜不瞑"的说法，意思是只有白天精力旺盛地去运动、工作，晚上才能睡得好；如果白天懒懒散散的什么也不做的话，晚上也不会睡得好；晚上睡不好，白天也不会有精神。这就是一个循环。如果在一个良性的循环中，阴阳就会平衡，两者相互促进，人就有精神，干劲足。相反，如果打破了这个平衡；恶性循环破坏了阴阳的平衡，就会整天没有精神，感到困倦无力。

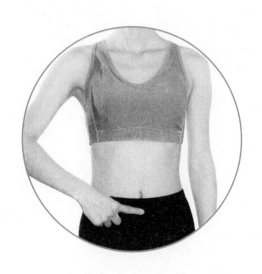

◇ 气海穴位于肚脐下方1.5寸（约两横指）的位置，按摩气海穴能够使体内的气机更好地运行于全身。

运动对人们来说非常重要，好的身体是革命的本钱。像美国总统奥巴马、俄罗斯总统普京，都是非常热衷健身的人，因此他们也拥有了一个令人羡慕的身材和体魄。我国古代也非常重视锻炼，孔子提出的"六艺"，不仅有读书方面的，还有骑射方面的体力运动。只有拥有一个好的身体，才能更好地工作学习。现在的很多人都把自己关在屋子里，整天面对着不同的电子产品，时间长了自然会阴盛阳虚，感到困倦无力。当然运动也要挑选适合自己的，过于强烈的运动反而会损伤阳气。找一项适合自己的运动，长期坚持，必然会收到事半功倍的效果。

从中医方面调理的话，应该以健脾补气为主。可以用少量的人参、黄芪、党参等具有补气作用的药材来熬粥、泡水代茶饮。另外一个补气的好方法就是艾灸或按摩气海穴。所谓气海就是人体的元气在这里汇聚，就像地球上绝大多数水资源都汇入大海一样。气海穴位于肚脐下方1.5寸（约两横指）的位置，按摩气海穴能够使体内的气机更好地运行于全身。

Tips

中医古籍这样说

《医学六要》说："气为动静之主。"《素问·通评虚实论》说："精气夺则虚。"

《医宗必读·虚劳》说："夫人之虚，不属于气，即属于血，五脏六腑，莫能外焉。而独举脾肾者，水为万物之源，土为万物之母，二脏安和，一身皆治，百疾不生。"脾肾好了，身体就不会生病。

《素问·六节藏象论》说："肝者，罢极之本，魂之居也。"肝气旺则可耐受疲劳。

《素问·灵兰秘典论》说："肾者作强之官，伎巧出焉。"肾气充盛则筋骨强健，动作敏捷，精力充沛。

失眠多梦，
不良的生活习惯导致阴阳失调

　　现在，失眠的人越来越多了。晚上经常睡不着，就算睡着了也是迷迷糊糊的，好像一直在做梦。晚上没有睡好，白天自然没有精神。而且去医院可以发现，以前门前冷冷清清的睡眠门诊、心理科，现在却是人满为患。由此可见失眠带来的困扰越来越多，人们对失眠的认识和重视程度随着社会的发展逐渐提高，对生活品质和心理健康的追求也与时俱进。

○ 阳不入阴，阴阳失调导致失眠多梦

　　现在失眠的人之所以越来越多，还是跟人们的生活状态有关。以前人们都是"日出而作，日落而息"，随着自然的变化起居生活。而现在的人由于工作、生活压力大等方面的原因，加班熬夜、半夜聚会、熬夜追剧等，让很多人养成了早晨不起、晚上不睡的习惯。这与自然的变化相违背。早上不起就不能很好地生阳，晚上不睡就不能很好地养阴，最后导致阴阳失调。长时间的晚睡晚起形成了规律，以后想早睡早起反而不习惯了，就会出现失眠多梦的情况。

　　另外，失眠多梦还跟人们的心理因素有关。睡眠本来是人自然的生理状态，就像人饿了要吃饭一样，困了就得睡觉，像小孩基本不会失眠，困了倒头就睡。但现在成年人却频频出现失眠多梦的情况，跟人们的心理有很大

的关系。其实心理原因对睡眠的影响非常大，现代人经常表现出来的焦虑不安、恐惧易怒都会对睡眠产生极大的影响，导致失眠多梦，就像俗话常说的"愁得睡不着觉"。总结来说就是想得太多、担心得太多、想要的东西太多，心静不下来就很难入睡。很多人把生活中的各种不良情绪都归罪于失眠，认为是失眠导致自己心烦易怒、焦躁不安；认为只要治好了失眠，情绪就能好起来。其实正好相反，是各种不良情绪导致了失眠。有一种说法叫作"先睡心，后睡眼"，只有心静下来了，心睡了，才能进入真正的睡眠；心静不下来，睡着了也是浅睡，好像一直在做梦，醒了以后会觉得更累。临床可见很多情绪障碍的人都伴有睡眠、消化等方面的问题。入睡困难常常和焦虑有关，而早醒常常和抑郁有关。

失眠的原因多种多样，比如因工作压力大、精神紧张，也有因原有正常的生理节律被打乱所致。中医有句名言："胃不和则卧不安"，字面意思就是胃不舒服，睡觉就不会好。这句话首见于《黄帝内经·素问·逆调论篇》："阳明者，胃脉也。胃者，六腑之海，其气亦下行。阳明逆，不得从其道，故不得卧也。下经曰：胃不和则卧不安，此之谓也。"

现代一些临床统计资料表明，在失眠患者中，约有43%的患者是因"胃不和"造成的。胃病引起的睡眠障碍，一般没什么规律，并且服用安眠药效果不佳。所以，我们不能一遇到失眠就认为是神经衰弱，就服用安眠药，这可能暂时起到改善睡眠状况的作用，但治标不治本，要想解决睡眠障碍，我们先得治疗引起睡眠障碍的疾病。

正常人的机体总是趋于阴平阳秘的最佳稳定状态，如果破坏了阴阳的动态平衡，引起阴阳失调，脏腑功能运行失常，就会出现"不得卧"或"目不瞑"。这是早期古人对失眠症状比较贴切的概括性描述。从中医方面来讲，失眠主要由两方面的原因引起：一方面是体内有内热，阳气过盛导致阳不入阴；另一方面跟阴虚、气血虚弱有关。

体内有内热多半是心火旺盛、肝郁化火、痰热内扰，或阴虚内热，内火扰动心神，心神不宁，就会睡不着还多梦。中医认为心藏神、肝藏魂，魂跟梦相关，肝火旺盛或者肝肾亏虚都会导致失眠多梦。

中医关于失眠多梦有一个说法叫作"阳不入阴"，即人体的阳气一般都是白天比较旺盛，并且在体表运行发挥各种功能；到了晚上就要进入身体内部，即进入阴里面，才可以安静下来。但如果体内有火、有热，阳气过于亢奋的话，就不能进入阴里面，就容易总是兴奋睡不着。另一种情况就是阴虚、气血虚弱，阴虚不能制约阳气，到了晚上不能把阳气很好地收敛起来，或者气血不足不能奉养心神，心神不能安宁，也会出现失眠多梦。

中医将睡眠形容为"心肾相交，水火既济"，心火属阳，肾水属阴。睡眠的时候心火下降可以温暖肾水，肾水上升可以制约心火，水火交融，使得心火不过于亢盛，肾水不过于寒冷，从而达到阴阳和谐，处于中焦的脾胃才能不寒不热，发挥其正常的运化功能，消化吸收营养物质，滋养全身。

此外，失眠和脾胃也有很密切的关系。《黄帝内经》提到"胃不和则卧不安"，常见的有两种情况。一是饮食不节：平时饮食不规律、暴饮暴食，尤其是晚餐过饱，喜吃夜宵，增加了胃的负担，致使胃胀难受而影响睡眠；二是患有慢性胃肠疾病：如有慢性胃炎、消化性溃疡、胃食管反流等病的患者，大都有胃脘胀满不适或胀痛、嗳气时作、嘈杂反酸、恶心呕吐等症状，导致睡眠障碍、焦虑。而失眠、焦虑抑郁会加重胃肠功能紊乱，由此形成恶性循环。由此可见，胃不和与失眠两者"互为因果"，而失眠症会加重胃肠功能紊乱，并形成恶性循环。

○ 百会穴，既能安神又能醒神的穴位

根据引起失眠多梦的原因，对症调养，体内有热的就需要清热去火，阴虚、气血虚弱的就需要养阴养血。另外中医也很重视从情志方面进行调整，一个好的心情是一夜好梦的关键。

食疗方面，可以用酸枣仁熬粥喝。酸枣仁性平、味甘酸，具有滋养心肝、安神敛汗的功效，平时熬粥时放入一些酸枣仁，长期食用，能够起到安神助眠的作用；心情烦躁、上火的时候，也可以熬点儿百合莲子粥，能滋阴、养心、安神，莲子用带绿心的，有清心火的作用；而气血虚弱的人则可以用桂圆肉来熬粥，可补益心脾、养血安神；另外经常按摩百会穴，也能起到安神助眠的作用。百会穴位于人体头顶的正中心，这是一个具有双向调节作用的穴位，既能安神也能醒神。非常柔缓地按摩此穴位，能起到安神的作用；强烈刺激、重按此穴位，则能起到醒神的作用。早晚用不同的手法按摩或者梳头，可以促进白天头脑清醒，夜晚精神放松。此外，睡前静心读书、泡脚、按摩足底都可以起到安神、引心火下降的作用，也

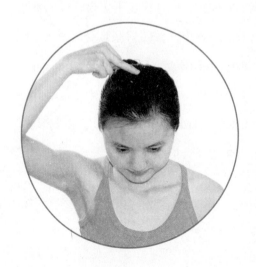

◇ 百会穴位于人体头顶的正中心，非常柔缓地按摩此穴位，能起到安神助眠的作用。

可以帮助睡眠。

对于经常坐办公室、退休在家等活动偏少的人来说，白天适当的体力活动也是对较好的睡眠质量的重要保证。我们之前提到"昼不精，夜不瞑"，白天精力旺盛，有一定的体力消耗，夜晚才会感到疲倦想睡觉，就像很多人在大量活动后会累得倒头就睡，所以有些人的失眠也是"闲"出来的，适当健身、锻炼就可以了。但要避免在睡前 2 小时有剧烈的运动，这样反而会提高大脑的兴奋性，更加难以入睡。

此外，随着现在社会电子产品的普及，很多人习惯睡前玩电脑、玩手机、看电视，相关科学研究已经证明睡前使用电子产品对大脑功能是有损害的，其可影响褪黑素的分泌，干扰睡眠，日久可能造成抑郁、认知功能下降。所以，不要让电子产品"偷走"你的睡眠健康。

Tips　中医古籍这样说

《类证治裁·不寐》说："思虑伤脾，脾血亏损，经年不寐。""阳气自动而之静，则寐；阴气自静而之动，则寤；不寐者，病在阳不交阴也。"阴阳失调是导致失眠多梦的主要原因。

《景岳全书·不寐》说："寐本乎阴，神其主也，神安则寐，神不安则不寐。其所以不安者，一由邪气之扰，广由营气之不足耳"，还认为"饮浓茶则不寐，心有事亦不寐者，以心气之被伐也。""真阴精血不足，阴阳不交，而神有不安其室耳。"

《医效秘传·不得眠》说："夜以阴为主，阴气盛则目闭而安卧，若阴虚为阳所胜，则终夜烦扰而不眠也。"

《黄帝内经·素问·逆调论篇》："阳明者，胃脉也。胃者，六腑之海，其气亦下行。阳明逆，不得从其道，故不得卧也。下经曰：胃不和则卧不安，此之谓也。"

晚上**盗汗**不止，
主要是阴虚了

不知道什么原因，早上醒来发现出了一身的汗，身上黏腻腻的很难受，还觉得浑身无力。问了问身边很多人，都有这种情况，是什么原因引起的呢？这从中医来讲叫作盗汗。盗汗是中医的一个病证名，是以入睡后汗出异常，醒后汗泄即止为特征的一种病征。"盗"有偷盗的意思，古代医家用盗贼每天在夜里鬼祟活动，来形容该病证，即当人们入睡或即将入睡之时，汗液像盗贼一样偷偷地泄出来。

○ 人出的汗就相当于天上下的雨，阴阳相交才会出汗

中医认为，盗汗主要是阴虚引起的，阴虚包括肝肾阴虚。阴虚则阳盛，阴虚生内热，内热就会带着津液往外升发。而人们在睡着的时候，守护在体表的卫气也敛入体内，处于休息阶段。体表没有卫气的保护，体内的津液就会随着内热外泄出来，这就是盗汗。肾主五液，入心为汗，即汗的生成和心也有密切关系。长期出汗尤其是长期夜间盗汗，一方面会损伤心血，另一方面也会损伤阳气。中医认为出汗就是"阳加于阴谓之汗"，是体内的阴液被阳气蒸腾出体外所形成的。就像下雨的时候，要有云，也要有冷空气，两者相交才能形成雨。人出的汗就相当于天上下的雨，大少量的出汗是正常代谢；大量出汗不仅会消耗津液，造成阴虚，体内的阳气随着汗液外泄，也会造成阳虚。

根据严重程度，盗汗可以分为三种，即轻型盗汗、中型盗汗和重型盗汗。

轻型盗汗的人，多数在入睡已深，或在清晨5时左右或在睡醒前1～2小时汗液易出，汗出较少，仅在醒后觉得全身或身体某些部位稍有汗湿，醒后则无汗液再度泄出。一般没有其他不舒适的感觉。

中型盗汗的人，多数入睡后不久汗液即可泄出，甚至能够将睡装湿透。醒后汗即止，揩拭身上的汗液后，再入睡就不再出汗。这种类型的盗汗，病人常有烘热感，睡醒后有时会出现口干舌燥的感觉。

重型盗汗的病人，汗液极易泄出。入睡后不久或即将入睡时，即有汗液大量排出。汗出后即可惊醒，醒后汗液即可霎时收敛，再入睡可再次汗出。出汗量大，汗液常带有咸味，或出汗的同时产生汗臭味。出的汗甚至可以浸湿被褥，一晚上需要多次更换睡衣，被褥较薄或用席子时，汗液可在床板上印出汗迹。这些病人常伴有明显的烘热感，心情也表现得烦躁，汗后口干舌燥，喜欢饮用凉水。平时可能伴有潮热、五心烦热、颧红、头晕、消瘦、疲乏不堪、尿色深、尿量少、大便干燥等症状。

轻型与中型盗汗，对身体损伤不会太大；但重型盗汗病人，时间久了会

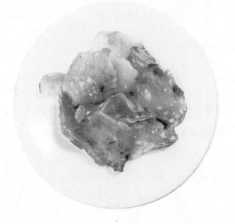

◇百合性寒味甘，具有滋阴润肺、清心安神的功效。

使病情恶化，严重威胁着患者的健康与生命安全。大部分盗汗是植物神经功能紊乱引起的，但也要排除是不是患有甲亢、结核等疾病，不要耽误病情。

◯ 阴虚盗汗常喝百合银耳汤

对于盗汗的治疗调养应该以滋阴降火为主，辅之以敛汗，其中滋阴治本、敛汗治标。常用的知柏地黄丸就有滋阴清热的作用，可以治疗阴虚内热引起的盗汗，但不宜久服，避免寒凉损伤脾胃。另外，盗汗还可以用地骨皮来煎水、熬汤治疗潮热盗汗。**地骨皮**就是枸杞的根皮，性寒味甘，具有凉血除蒸、清肺降火的作用，常用于阴虚潮热、骨蒸盗汗等症，一般中药店均可买到，**脾胃虚寒者慎用**。另外还可以常喝百合银耳汤，二者均具有滋阴敛汗的作用，经常食用，滋阴效果明显。

浮小麦即干瘪轻浮的小麦种子，用水淘洗的时候能浮在水面上，是常用的止汗药物。治疗盗汗，可以将浮小麦用小火炒焦后研末，每次服用 6 克，用米汤送下，频服；或者取浮小麦 30 克煎水饮用。

Tips　　　　　中医古籍这样说

《医略六书·汗病》说："盗汗属阴虚……盗汗乃睡中汗出，醒则汗收，因阴气空虚，睡时卫气乘虚陷入，则表无护卫而营中之火独旺于外，蒸腾汗出，醒则卫气行阳而气固于表，其汗乃止，多见于虚劳之人，宜养阴清热。热盛者，当归六黄汤；阴虚者，六味地黄汤。"患者经常睡则汗出，醒则汗止，称为盗汗。多伴有潮热、颧红、五心烦热、舌红脉细数等症，属阴虚。阴虚则虚热内生，睡时卫阳入里，肌表不密，虚热蒸津外泄，故盗汗出。醒后卫阳出表，玄府密闭，故汗止。

空调、冰箱，
带来了凉爽，也带来了疾病

炎炎夏日，热得吃不下、睡不着。还好伟大的人类发明了空调、冰箱，在凉爽的空调房里悠闲地喝着冷饮，好不惬意。然而当时舒服了，时间长了就会觉得后背发冷，还会出现流鼻涕、头疼、拉肚子等症状。这是怎么回事呢?

○ 夏天吹空调、喝冷饮，十分损伤阳气

这些就是这几年人们常说的典型的"空调病"。空调病就是长时间在空调环境下工作学习的人，因空间相对密闭，空气不流通，且室内外温差较大，机体适应不良，导致的鼻塞、头昏、打喷嚏、耳鸣、乏力、记忆力减退、四肢肌肉关节酸痛等症状。

空调病，是典型的现代病。古时候，到了夏天炎热的时候，人们解暑顶多是喝点儿凉井水或者凉茶之类的，大户人家可能会稍微存点儿冰，到了夏天放在室内降温解暑。而这些解暑的方法都是有限的，基本不会对身体造成太大的影响，但是古书也经常记载"夏月贪凉饮冷"引起的疾病。然而空调、冰箱这些高科技产品就不一样了，它们强大的制冷功能，为我们带来夏日凉爽的同时，也给我们带来了各种不适。人们夏天受寒的两个主要原因就是吹空调和喝冷饮。吹空调是从体外吹进寒气，喝冷饮则是将寒凉吃进了体内，这两个都是非常损伤阳气的做法。

天地万物都有个"春生、夏长、秋收、冬藏"的运动和变化规律。夏季是一年阳气最盛的季节，是人体新陈代谢旺盛的时期，适当晚睡可以适应夏热的气候，早起可以顺应昼长的规律。夏季暑热外蒸，汗液大泄，毛孔开放，这样机体最易受风寒湿邪侵袭，所以不宜在阳台、树下或露天睡觉，也不宜风扇直吹；有空调的房间，室内外温差不宜过大；更不宜夜晚露宿，否则易感风寒湿邪致病。

夏天属阳，阳气主泄，适当的出汗是有益于身体健康的，不能闭汗，开空调的时间不能过长。夏季运动应避开烈日炽热之时，宜在清晨或傍晚天气较凉爽时进行；不宜做过分剧烈的活动。若运动过激，汗泄太多，不但伤阴气，也宜损阳气。锻炼结束后，切不可饮用大量冰镇冷饮，更不能立即用冷水冲头、淋浴，否则会引起寒湿痹证等多种疾病。

正常情况下，在夏天，体内的阳气是向外生发的，这时候肌肤毛孔都是张开的，向外排除汗液。但是一进到开有空调的房间里，或者喝了凉爽的冷饮，寒气就会使肌肤的毛孔关闭。这时候本来应该是阳气生发开泄、向外发散的时候，硬生生被收涩住了，被瘀在身体里面。另一方面，空调所产生的寒气顺着肌肤进入体内；冷饮的寒气则直接损伤脾胃阳气，这叫"直中脏腑"。寒气侵入体表四肢的时候，就会出现手脚冰凉、关节疼痛等症状。而寒气一旦进入了内脏，五脏六腑受寒就会引起心阳虚、脾阳虚、胃寒、肾阳虚，随之而来就会出现头痛、流鼻涕、腹胀腹痛、拉肚子等症状，可以说这些都是吹空调、吃冷饮惹的祸。

还有一种情况是，夏天长时间吹空调，就会感到后背酸冷疼痛。这主要是因为后背有督脉和膀胱经这两条人体主要经脉。督脉在人体脊椎这条线上，并且督脉总督人体一身的阳气，督脉受到寒邪的侵袭，就会导致阳气运行不畅，使后背感到酸冷疼痛。膀胱经，也叫作足太阳膀胱经，位于背部脊椎两侧 1.5 寸和 3 寸的位置，也是跟人体的阳气运行紧密相关的。所以，一般人体受寒的话，督脉和膀胱经都会尽力抵御寒邪，消耗大量的阳气，所以背部受凉就会感到酸冷疼痛。

○ 少吹空调，艾灸足三里、命门

要想减少夏天受寒，就要避免过多地吹空调，尤其是在睡觉的时候。因为正常来说，阳气在外，有一个固表的作用，就是保护身体不被寒邪入侵。但是睡觉的时候阳气潜藏在体内，其保卫身体不被寒邪入侵的能力就弱了，特别容易被寒邪入侵。

经常有人晚上开着空调睡觉，一觉醒来发现感冒拉肚子了，甚至有人出现了嘴歪面瘫的症状，这都是吹空调导致寒邪侵入体内造成的结果。所以晚上睡觉尽量不要开空调，平时在办公室吹空调的话也要找一件衣服披在身上，并且空调的温度不要开得太低。尤其是不要在出汗的时候立刻吹空调，出汗时毛孔、肌肤腠理开泄，非常容易受寒。

当然，我们并不反对适当地利用空调，当气温很高的时候，还是不要硬

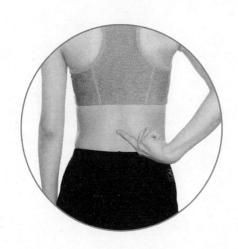

◇ 命门穴位于第二腰椎下的凹陷处，后正中线上。艾灸此穴能够起到温阳通脉、抵御寒邪的作用。

扛着，要积极防暑降温，以免出现中暑、热辐射病，出现生命危险。

万一吹空调受了寒，可以试试艾灸足三里或者命门、肾俞这些穴位。足三里穴位于小腿外侧，犊鼻下3寸，胫骨外缘大约一指处。此穴可以说是一个万能穴，具有强健身体、补益元气等功效。命门穴位于第二腰椎下的凹陷处，后正中线上，肚脐的水平线与后正中线的交点，属于督脉，艾灸此穴能够起到温阳通脉、抵御寒邪的作用。

老百姓对藿香正气散基本上都很熟悉，它是夏天很常用的中成药，有解表和中、理气化湿的功效，比如对夏季感冒、吃了生冷食物导致的腹泻、腹痛都有很好的作用。

《养老奉亲书》云"盛夏之月，最难治摄。阴气内伏，暑毒外蒸，纵意当风，任性食冷，故人多暴泄之患。"《寿世传真》提到"虽大热，勿食冻水、冷粉、冷粥等物，虽取快一时，冷热相搏，多致腹疾。"；"勿睡熟扇风，或露卧取凉。多成风痹瘫痪之病。"古人的夏季养生提倡顺应自然，春夏养阳，不要贪凉饮冷，克伐阳气。

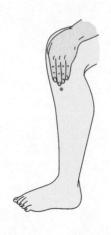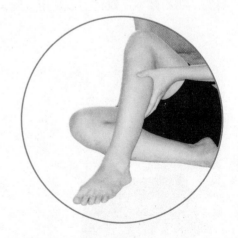

◇ 足三里位置示意图

祛除体内湿气，不做脾虚女，告别**大油脸**

俗话说："千寒易除，一湿难去。湿性黏浊，如油入面。"现在很多女性都有湿气重的问题，大家可以观察一下自己，每天早上起床时是不是感觉睡不醒，是不是感觉身体酸懒、浑身乏力。是不是平时活动较少时，经常出现头昏昏沉沉就像裹着东西一样、四肢酸痛、食欲不振、大便溏泻等症状，活动出汗后症状减轻。这些都是体内湿气重的典型表现。

○ 脾虚导致体内湿气重

所谓湿气，就是我们所说的水湿。它有外湿和内湿的区别。外湿是由于气候潮湿、涉水淋雨或居室潮湿，使外来水湿入侵人体而引起的。而内湿则是因为脾虚而导致的运化水湿功能失常而引起的。湿与寒在一起叫寒湿，与热在一起叫湿热，与风在一起叫风湿，与暑在一起就是暑湿。湿邪不去，吃再多的补品、药品都如同隔靴搔痒，隔山打牛。生活中很多人患上了脂肪肝、肥胖、高脂血症、湿疹、心脑血管疾病甚至恶性肿瘤等，其实这些病都跟湿邪有关。

体内湿气严重还会引起妇科疾病甚至还会导致不孕。这个湿气多指"痰湿"。中医讲的"痰"与普通人所理解的"痰"不同，这个"痰"是指体内湿气运化不走而产生的病理物质，"痰湿"就是体内的水湿停留产生的病理现象。而痰湿和血瘀互阻就会引起月经不调，表现为经血比较黏、有异味、出血量少、淋漓不绝。从周期上来讲，不规律，多推迟。同时常伴有白带异常，比如白带增多，颜色或黄或绿，质黏，有异味等，容易虚胖和浮肿，脸上容易冒油光，腹部气胀，没精神，气色差等。

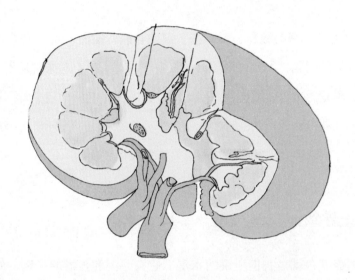

◇ 脾为后天之本，这主要取决于脾的主运化和生血、统血功能。中医所说的脾不完全是解剖学上的脾脏，它包括了消化、免疫系统的部分功能。

湿气重最主要的原因就是脾虚。脾胃在我们身体整个水液的疏泄运转过程中处于一个枢纽的位置。脾主运化，其中一个重要功能就是运化水湿。在《黄帝内经》里面有一句话："诸湿肿满，皆属于脾。"就是所有的因湿邪而导致的肿胀、胀满都是因为脾气虚或者脾的其他问题引起的。所以，脾对祛除湿气尤为重要。

○ 除湿先健脾，从改变生活习惯开始

湿重体质是由很多原因造成的：有的人是天生的，有的人则是因为生活不规律，常常抽烟、喝酒、熬夜、进行不适当的滋补等所导致的，还有些人因为长期的情绪压抑而让自己湿气加剧。

湿邪本身就是粘腻的，因此治疗、调理它也是一个漫长的过程。除了要改善我们的不良生活习惯、克服不良情绪，还应当选择营养均衡、适合自己的祛湿方法。比如我们说"淡渗利湿"，就是要选择淡味的食物、少吃盐，因为钠会让水滞留、得不到良好的循环。适当适度运动能让身体循环更加通畅，可以促进体内的水循环，达到祛湿、减肥的效果。"脾是后天之本"，把脾养好了，不仅可以改变湿性体质，而且对身体各方面都非常有好处。祛湿虽然是一个漫长的过程，但长期坚持下去，一定会有效果。

因此，要想祛除湿气，首先就得健脾。健脾首先就得从生活习惯的改变开始。比如暴饮暴食、过食肥甘厚腻的习惯就很不好，会给脾带来额外的负担。脾喜欢比较干燥的环境，包括体内的环境和外在的环境。总是处于潮湿阴冷的地方，对于脾的功能也会有影响，外湿可以进到体内引起内湿。过食生冷食物，容易把脾的阳气给遏制住，不能温化就会产生湿。进食不规律，饥一餐饱一餐，会导致脾胃功能紊乱，水湿运不走，也会产生湿气。喜甜食对脾也不好，甜食比较滋腻，容易生湿。比如阿胶是补品，但本身脾虚的人如果吃像阿胶这样滋腻的补品，会加重脾虚、加重湿气。

调理脾胃是一个长期的过程，上述不好的生活习惯最好改掉。尽量不食生冷食物，要荤素搭配；尽量少吃甜食，瓜果也要适量。之前我们提到的薏苡仁、茯苓、白术等都有健脾利湿的功效，可以每天熬粥的时候放一点儿。夏季的时候自然界湿气重，可以用一些藿香、佩兰做成香包佩戴，经常闻一

闻，具有芳香化湿的功效，能改善暑湿季节头脑昏沉、不思饮食的症状。

另外，还有一个问题容易被忽视，就是肝和脾的关系。肝和脾关系密切，如果是肝郁脾虚，只是健脾而肝不能疏泄的话，是治标不治本。所以健脾是关键，疏肝有重要的辅助作用。让肝脾调和，肝气条达疏畅，脾气运化正常，就能把湿气都运走。此外，适量的运动也是很重要的。湿属于阴邪，易阻遏阳气；动则生阳，能够促进气血运行，使阳气升发，而且运动排汗也可以带走湿气。湿气祛除以后，肿眼泡没有了，"大油脸"没有了，身体浮肿也没有了，人也就有精神了。然后健康的气色从皮肤里透出来，就能面若桃花了。

Tips   中 医 古 籍 这 样 说

《诸病源候病》说"若脾胃和，则土气强盛，水湿不能侵之。脾胃虚弱，则土气衰微，或受于冷，乍伤于热，使水谷不消化，糟粕不偯实，则成下利，翻为水湿所伤。"脾胃功能虚弱，则容易被水湿所伤。

《医宗金鉴·订正伤寒论注》说："阳明主面，热邪蒸越，故面垢也。"胃经有热，熏蒸面部，可导致面部秽浊。

《黄帝内经》"四气调神大论篇"中写道："夏三月，此谓蕃秀，天地气交，万物华实，夜卧早起，无厌于日，使志无怒，使华英成秀，使气得泄，若所爱在外，此夏气之应，养长之道也。"

清代《石室秘录》："肥人多痰，乃气虚也，虚则气不运行，故痰生之。"

《杂病源流犀烛》："饮啖过度，好食油麦猪脂，以致脾气不利，壅滞为痰。"

痘痘层出不穷，
其实是血热瘀滞在作怪

　　痘痘是很多年轻人的冤家，而这些小疙瘩是青春岁月里唯一不美好的存在。有的人以为过了青春期就不会再长"青春痘"了，可是青春期过完了痘痘依旧是那么顽固，不肯轻易远离，令人烦心不已。

○ 血热瘀滞引起交通堵塞，痘痘冒不停

　　痘痘也叫痤疮。长痘真是个挺让人头疼的问题，都说"青春痘"，但经常都是"青春没了，痘还在"，可能还层出不穷。中医认为，经常长痘痘的人体质多为阳热偏盛型的，加上青春期生机旺盛，血热壅滞，气血运行不畅，热毒瘀滞在肌肤，就会长皮疹。若病情日久不愈，气血、经脉不通畅，积热不解，化湿生痰，痰瘀互结，就会反复难愈，严重的局部出现结节、囊肿，累累相连。

　　有的人爱吃甜食，一遇到甜的东西就完全没了免疫力，吃起来没有顾忌；有的则对油炸食品青睐有加，一吃就停不下来；有人嗜辣如命，不吃辣椒就吃不下饭。由于饮食没节制，贪吃甜食或油腻、辛辣的食物，或者吃得过饱，食积胃肠，蕴郁化火，上蒸心肺，就会引起肺胃蕴热。肺胃蕴热达到一定程度，必会找到散热的出口，此时下面肠胃积食，热火只好上蒸头面，就会长出恼人的痘痘了。

总而言之，长痘痘和内热、瘀滞有关。就像大道上行驶的汽车，一旦哪个路口出现拥堵，必定会引起大堵塞，造成交通混乱。人体正常的血液循环是身体健康的重要保证，牵一发而动全身。血热瘀滞导致个别地方不畅通，就会影响到整个血液循环系统，由此招致而来的痘痘就会如雨后春笋一般。而情绪激动或抑郁，也会在体内化为火气，热入血份；或者长时间在非常热的环境中工作，抑或在炎热的季节曝晒、过度出汗，没有及时补充水分，都会造成血热，容易长痘痘。

○ 拔罐是很好的祛痘方法

那我们就没有解决痘痘横行的办法了吗？当然不是，只要有足够的武器和信心去战"痘"，就一定能收到成效。

其中拔罐就是一种很不错的疗法。取大椎、肺俞、膈俞、胃俞这几个穴位。大椎穴位于后正中线上，第七颈椎棘突下凹陷中。找大椎穴最简单的办法就是，低头时用手摸到的颈部最突出的那块骨头是第七颈椎，它的下方凹陷处就是大椎穴。它内可通行督脉，外可流走于三阳，调整全身机能要穴，主宰全身阳气，具有解表退热、温经活络、通阳散瘀等功效。肺俞穴位于背部第三胸

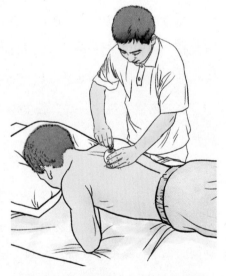

✧ 拔罐中医多用竹筒，家用的玻璃瓶、陶瓷杯都可以，但是要注意，瓶口一定要厚而光滑，以免火罐口太薄伤及皮肉，底部最好宽大呈半圆形。

椎棘突旁开 1.5 寸，具有宣肺、平喘、理气的作用，可防治肺功能失调所引起的病症，是肺的保健穴。膈俞穴属足太阳膀胱经，位于背部第七胸椎棘突，正中线旁开 1.5 寸处，刺激该穴可起到养血和营的作用。胃俞穴位于背部，位于第十二胸椎棘突下，旁开 1.5 寸处，有和胃理气、化湿消滞之功，是增强后天之本——胃气的保健要穴。拔罐法可以疏通经络、祛除瘀滞、行气活血、拔毒泄热，所以，在这些穴位上拔罐不但可以清热泻火，还能有效调理肺胃功能，对去火除痘有不错的效果。传统的拔罐方法比较专业，须注意操作时不要烧到罐口，以免灼伤皮肤，最好找专业的拔罐师协助。而现在市场上卖的真空拔火罐操作简便，不易破碎，更安全，无烫伤之忧，适用于在家中操作，是不错的选择。

如果较为繁忙，没有专门的时间拔罐，食用鲜藕汁是更为简便的选择。中医认为藕性寒、味甘，生食具有凉血、散瘀之功，能治热病。取鲜藕适量，洗净去皮榨汁，每次服两匙，每日服三次。可根据个人口味调入少量冰糖。鲜藕汁不仅对于治疗血热引起的月经提前或崩漏等月经病有很大的帮助，也是脸部长痘痘的姐妹们不错的选择。

○ 内调外养来"战痘"

"战痘"是一项长期的工程，所以治疗不能一蹴而就。在治疗过程中，可以拔罐、食疗同时进行。平时还要注意调整饮食结构，营养要均衡，多吃蔬菜、水果，少吃甜、辣、油腻的食物。不过度劳累，保证充足的睡眠时间，避免过度曝晒。

"战痘茶"：胎菊 3 克、桑叶 3 克、牛蒡子 5 克。胎菊是杭白菊花朵未完全张开的时候摘收下来的花骨朵，菊花散风清热、平肝明目、清热解毒；牛蒡子宣肺透疹；桑叶清肺热，泡水代茶饮可以清宣肺热、透疹祛痘。这几味药寒性较弱，所以平时泡水喝可以清热，不会因为它的寒性导致身体问题，可以长期喝菊花清肝火、牛蒡子宣肺透疹、桑叶清肺热，但是经常虚寒腹泻的人不宜常服。如果是上火比较重的时候，也可以用野菊花代替胎菊泡水喝，但相对白菊花而言，野菊花苦寒更重。古人有"真菊延龄，野菊泄人"之说，饮用一周后就需要将野菊花换成白菊，野菊花不建议长期随意服用。

除了喝，我们还可以用一些外敷的办法来解决"面子"问题。

"祛痘面膜"：材料为绿茶粉、鲜芦荟汁或芦荟胶、矿泉水。绿茶粉和芦荟胶1∶1混合，加少量矿泉水调成糊状，均匀地涂在面部，15分钟后清洗干净。茶叶中含有茶多酚，有抗氧化作用，可防止肌肤衰老，抑制皮肤色素沉着，减少过敏反应的发生；芦荟可以缓解皮肤干燥，清热消炎，二者配合使用有很好的祛痘效果。

Tips　　　　　中医古籍这样说

《医宗金鉴·外科心法要诀·肺风粉刺》说："此证由肺经血热而成，每发于面鼻，起碎疙瘩，形如黍屑，色赤肿痛，破出白粉刺，日久皆成白屑，形如黍米白屑，宜内服清肺饮，外敷颠倒散。"

《外科正宗》曰："肺风、粉刺、酒渣鼻三名同种，粉刺属肺、酒渣鼻属脾，总皆血热郁滞不散。"素体血热偏盛是发病的内因；饮食不节、外邪侵袭是致病的条件。若湿热夹痰，则会使病程缠绵，病情加重。此外，冲任不调，也可导致肌肤疏泄功能失畅而发。

女强人和"林妹妹"都容易长斑，原来是生气惹的祸

拥有完美无瑕的肌肤，是每个女人的不懈追求。然而现实是残酷的，不少女性被脸上的斑点夺走了美丽和快乐。那色斑究竟是怎么形成的？

○ 肝郁气结、气血运行不畅是长斑的主要原因

女性面部长斑，最常见的就是黄褐斑，在中医上被称为"肝斑"，可见它与肝的关系非常密切。中医认为色斑是肝郁气滞导致气血运行不畅所致。在正常情况下，人体内新陈代谢产生的废物很快会被血液带走并排出体外，所以不会出现色素沉着。而一旦出现血运不畅，这些代谢废物便逐渐沉积下来，形成色斑。此外，雀斑也是非常多见的，这个和遗传因素有关，多在青少年时期就出现了。

一般情况下引起色斑的主要原因有两个：一个是肝郁气滞所引起的；还有一个就是血瘀症，可能是气滞引起的血瘀，也可能是气虚引起的血瘀。

知道了根源，就可以从源头上对色斑加以遏制了。说起色斑，它最易出现在"女强人"的脸上，她们工作雷厉风行、干劲十足，精神压力比较大。其实，这类女人最容易肝气郁结，郁久化火，灼伤阴血，导致脸部的血液运行不畅。当面部的气血不和的时候，就容易出现色斑。

除了女强人之外，"林妹妹"们也要特别注意。女强人和"林妹妹"她

们都有一个共同问题：爱生气，情绪不好。在中医上来说这会导致肝气不疏，肝气瘀滞。血液的运行主要靠气的推动来实现，气的运行受阻，进而就会影响血运。肝主疏畅气机，又主调畅情志，所以长期情绪抑郁也会导致气机受阻。所以女性朋友应当摆脱那些伤春悲秋的小情怀，解开心结，扫除心里的阴霾；让阳光照射进来，才能解决"面子"问题。

○ 玫瑰花，疏肝解郁的不二之选

我们已经了解到致使肝气郁滞的各种原因，主要是情绪方面的问题。但人总有一些负面情绪难以排解。万一有一段时间心情不好，那长色斑岂不是难以避免？其实避免长斑还是有补救办法的。

那就是刮痧法。刮痧部位选肝俞、太冲、血海、足三里这几处穴位。肝俞穴位于背部，第九胸椎棘突下，旁开 1.5 寸，它有疏肝利胆、养血的功效，为肝脏的常用保健穴。太冲穴位于大脚趾和第二个脚趾之间向上 1.5 厘米的凹陷处，具有疏肝理气、活血、通调三焦气机等功效。人在生气后按压此穴，能帮助疏泄、消气，缓解因生气引起的一些疾病。血海穴在大腿内侧之下部，股内侧肌的隆起处，距膝盖上 2 寸，是全身的血脉之海，"以内养外，补血养颜"，所以血海穴是我们调养气血不可或缺的穴位。足三里穴在小腿前外侧，当犊鼻下 3 寸，距胫骨前缘一横指，可通经活络，配以血海穴可使气血下行。刮拭这些经络穴位，通过良性刺激，使经络穴位处充血，改善局部血液微循环，起到疏肝理气、活血化瘀的作用，进而淡化色斑。

刮痧治疗时，应先拿刮痧板蘸植物油或清水后，在确定的体表部位轻轻向下顺刮或从内向外反复刮动，逐渐加重；刮时要沿同一方向，力量要均匀，采用腕力。一般刮 10 ～ 20 次，以出现紫红色斑点或斑块为度。第一次刮完需等 3 ~ 5 天，痧退后再进行第二次刮治。一般刮拭后两三天内患处会有疼痛现象，这是正常反应。值得注意的是，凡用刮痧术治疗后一小时内，不要用冷水洗脸及手足，只能用温水洗。刮拭后，可饮用一大杯热开水以助新陈代谢。当然，自己刮痧可能掌握不好轻重，所以建议去专业的刮痧机构治疗。

有的人觉得刮痧很麻烦，可能工作也比较忙，那有没有更简便的办法了吗？当然也有，简单的食疗也有利于消除色斑。

玫瑰花当然是不二之选。象征爱情的玫瑰花，气味芳香，具有理气解郁、养颜祛斑、解毒消肿的作用，是肝气瘀滞的克星。玫瑰花自古是一种天然美容护肤佳品，早在隋唐时期就盛行用玫瑰花养颜。据史书记载，女皇武则天朝饮玫瑰酒，夜敷玫瑰花，虽年逾花甲而气色不衰；杨贵妃一直能保持肌肤柔嫩光泽的最大秘诀，据说是因为在她沐浴的华清池内长年浸泡着鲜嫩的玫瑰花蕾。而玫瑰花代茶饮则是比较好的养颜饮品。用玫瑰干花 5 ~ 7 朵，沏水代茶饮。玫瑰花可以舒肝活血。古代医典记载："玫瑰花，清而不浊，和而不猛；柔肝醒胃，疏气活血。宣通窒滞而绝无辛温刚燥之弊。断推

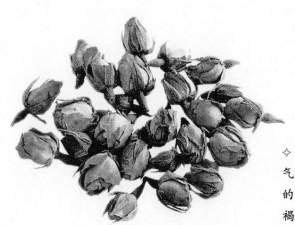

◇ 玫瑰性温、味甘苦，具有理气解郁、活血散瘀、解毒消肿的作用，对肝气郁结引起的黄褐斑有很好的疗效。

气分药之中，最有捷效而最驯良。芳香诸品，殆无其匹。"所以，玫瑰花对肝气郁结引起的黄褐斑有很好的疗效。

人人都希望自己有红润而光洁的面容，因为它不仅给人以美感，而且也能使自己精神愉快，有益于身心健康。所以，在个人调养方面应注意经常保持心情舒畅，不要为一些小事整日闷闷不乐，并适当做一些户外活动以促进气血运行。

Tips 中医古籍这样说

《外科大成》说："黧黑斑多生女子之面，由血弱不华，火燥结成，疑事不决所致，宜服肾气丸以滋化源，洗玉容散，兼戒忧思方可；雀斑由水亏不能制火，火滞结而成斑也。宜六味地黄丸服之，用玉容散洗之，久久可愈。"

《外科证治全书》说："面色如尘垢，日久煤黑，形枯不泽，或起大小黑斑，与面肤相平，由忧思抑郁、血弱不华。"中医认为，肾阴不足，肾水不能上承，或肝郁气结，肝失条达，郁久化热，灼伤阴血，致使颜面气血失和而发病。

肤色暗沉、面如菜色，
多半是气血虚了

一些女明星在银幕上光彩照人，拥有魔鬼般的身材、完美的脸蛋，可是，卸了妆之后却不再是那副光彩照人的样子。即便她们也做了大量的保养，可肌肤还是暗沉无光。所以，很多明星都离不开化妆、PS 修图。

○ 过度减肥、长期熬夜都会导致气血不足

那是什么原因造成了她们的肌肤问题呢？主要原因之一就是气血不足。一些女明星为了上镜好看，拼命减肥，久而久之就会因为缺失营养而导致气血不足；而且明星们的生物钟颠倒，长期熬夜拍戏和密集的社交活动，也会让她们的身体处于极度疲惫紧张的状态，导致气血不足，进而影响气色。

可以说，气和血是女性健康的根本。中医认为，人体以气血为本，气血是人体维持正常生理机能的物质基础，对女性尤为重要。女性生产和月经都会耗费大量的气血，如果不及时补充，就会造成气血不足。气血一旦不足，不仅容颜会受影响，还会出现很多妇科疾病。

《黄帝内经》中说："气血失和，百病乃变化而生。"意思就是气和血要协调地发挥其正常功能，一方或双方出现偏盛偏衰的问题，就会发生疾病。为什么这样说呢？俗话说"人活一口气"，气推动血在全身运行，使全身的

血液循环正常；而血则养着气，使它有劲去走。若是气虚不能推动血液运行，就会出现瘀血的情况；面部血液循环不畅，就会出现面色沉暗、长斑的情况；如果血虚，不能承载着气运行，气血不能到达面部滋养肌肤，就会出现面色萎黄、没有光泽的情况。

为什么说气血对女性特别重要呢？因为女性每个月都有一个正常的生理期，在这期间会失血20～60毫升。如果平时气血足的话，它的调节功能也是正常的，血亏了还能自动补回来；而若气血不足的话，这种调节功能就会失衡。表现在月经方面，就是月经不调；而表现在脸上，就是没有血色、不红润，还容易长斑。当然，同时还伴有气短、没劲、少语懒言，精神比较萎靡，手脚冰凉，没有精气神等。

○ 食疗 + 运动，让气血更通畅

既然气和血必须调和才能发挥作用，那么补气养血就必须同时进行。要是光补血不补气，那么极易造成血瘀；若是只补气不补血，也起不到作用；气能生血，血也能生气，两者相互促进。所以，补气与补血应该是缺一不可、相得益彰的。

而黑糯米补血粥就是很好的食疗方。将黑糯米、桂圆和红枣等众所周知的补血食品，与营养价值很高的山药一起熬煮成粥，有很好的补气益血的效果。牛肉、鸡肉、猪肉、糯米、大豆、白扁豆、大枣、鲫鱼、鲤鱼、鹌鹑、黄鳝、虾、蘑菇等都是补气血的佳品，可经常交替食用；乌骨鸡、黑芝麻、胡桃肉、龙眼肉、鸡肉、猪血、猪肝、花生、龙眼肉、赤豆等是补血虚的食物，也可经常交替食用；而鲫鱼豆腐汤、参鸡汤、当归炖鸡等则是气血双补的，可适量食用。

当然，气血补进去了还要让它们通起来才行，这样才能达到进补的效果。所以在补气血的基础上可以用一点儿理气活血药，比如前面提到的玫瑰花，可以促进气血循环。此外，还可以通过泡脚和运动来改善气血不通的状况。

气血不足不仅影响外貌音容，还会使身体健康大打折扣。气血才是女性应该引起格外注意的根本，切不可只舍本逐末地花时间和金钱在面部护肤上，从内在滋养才是王道。

Tips　　中医古籍这样说

《奇效良方》说："一斤生姜半斤枣，二两白盐三两草，丁香沉香各半两，四两茴香一处捣。煎也好，点也好，修合此药胜如宝。每日清晨饮一杯，一世容颜长不老。"

《素问·六节脏象论》说："心其华在面，其充在血脉。"心主血，面部肌肤赖气血以养，气血充盛、和调是保证面部红润光泽的基础。

痛经很难受，
试试丁香药包贴肚脐

女孩子每个月总有那么几天特别难熬，"痛经"这个准时报到的"好朋友"真是令人苦不堪言。当痛得厉害的时候只好用热水袋敷下腹部，虽然能起到一定的效果，但是热水袋冷得快，得经常换水，有的时候水太烫还容易烫伤。那有没有比热水袋更好用的缓解痛经的外敷型产品呢？答案当然是有，就是丁香药包。

○ 寒凝血瘀致痛经，丁香药包来驱寒

提到丁香，许多人会想到那开得非常漂亮的花，但实际上，药用的丁香和平时看到的丁香花不是同一种植物，它是一味中药。《药性解》中提到丁香花："味甘香，性温，壮阳暖腰膝，疗冷气。"它的这些药性对于缓解痛经的效果非常好。因为中医认为导致痛经一个很重要的原因就是我们的身体遭到了寒气的侵入，比如说吃得凉了，穿得少了，从而导致寒凝血瘀，使气血在体内的运行受到阻碍。就好像天气太冷了将供暖的管子冻住了一样，暖气无法到达子宫，就会导致"宫寒"，从而产生痛经。而丁香性温，有抗血小板聚集和抗血栓形成的作用，也就是我们常说的活血化瘀，所以对于宫寒引起的痛经有很好的效果。

在制作小药包时，取丁香30～50克，用锅炒热或用微波炉加热至50℃

左右，放入小布袋中。最好是双层夹薄棉的，这样一可以保温，二可以防烫伤。这样药包就做好了，然后将它敷在脐部。从经前一周开始敷，凉了可以再加热反复使用，1～2天更换一次药包即可。长期坚持下去，对痛经有很大的作用。如果痛经严重，我们还可以用复方脐疗包，温通的力量更强，效果更好。准备丁香30克，小茴香30克，细辛10克，炒热或是用微波加至50℃左右，放入双层夹薄棉的小布袋，敷在脐部。经前一周开始敷。可以加热反复使用。一般1～2天换药一次。关于脐疗的论述早在《黄帝内经》中就有记载。脐，又称"神阙"，它与人体十二经脉相连、五脏六腑相通。中医认为，寒凝血瘀是导致痛经的一个重要因素，脐通百脉，用"脐疗方"热敷，可以通经止痛。

丁香制作的暖身药包具有由外而内的暖宫效果，可以缓解外寒导致的痛经。但是引起痛经的除了外部寒冷侵袭的原因外，还有内部血瘀的原因。而要想从内而外地调理痛经的问题，丁香也有奇效。用丁香3克，蒲黄花、

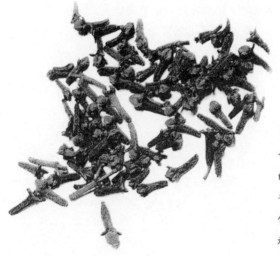

◇药用丁香不是我们平时看到的丁香花，而是厨房的调料丁香。干丁香可以入药，有活血化瘀的功效，对于治疗宫寒引起的痛经很有疗效。

五灵脂、赤芍、炙甘草各 5 克，煎水代茶饮。月经前一周开始服用，连服 7 ~ 10 天。如果月经量多的话，经期见血就停用；若月经量少的话，月经期也可以服用。这个药方有暖宫、缓解痛经的作用，既经济又实惠。

丁香药包物美价廉，纯天然的脐疗能让我们轻松远离痛经。而且丁香不仅可以外敷还可以内用，由里到外为痛经加上"双保险"。所以，如果你正被痛经所困扰，那不妨自己动手做一个丁香脐疗小药包。

Tips　　　　　中医古籍这样说

　　《诸病源候论·妇人杂病诸侯》说："妇人月水来腹痛者，由劳伤气血，以致体虚，受风冷之气客于胞络，损伤冲任之脉。"

　　《景岳全书·妇人规·经期腹痛》说："经行腹痛，证有虚实……实者多痛于未行之前，经通而痛自减；虚者多痛于既行之后，血去而痛未止，或血去而痛益甚，大都可揉可按为虚，拒按拒揉为实。"本病的发生与冲任、胞宫的周期性生理变化密切相关。主要病机在于邪气内伏或精血素亏，更值经期前后冲任二脉气血的生理变化急骤，导致胞宫的气血运行不畅，"不通则痛"，或胞宫失于濡养，"不荣则痛"，故使痛经发作。

乳房胀痛，
多是肝气郁结惹的祸

女人的乳房是重要的生殖器官之一，随着月经初潮的来临，乳房开始发育，代表这时候一个女人成熟了，它同时也肩负着将来哺乳的责任。但它在代表女人美丽与母性的同时，也潜藏着罹患乳腺疾病的危险。近年来，女性乳腺癌的发病率逐年上升，所以，对于女性来说，乳房异样需要特别引起重视。

有许多女性在月经来临的那几天总感觉乳房肿胀、痛不可摸。一般来说，经期乳房轻微胀痛是正常的，因为在行经期间及前后，经脉中的气血充盈，挤压乳腺脉络，就会造成乳房胀满、轻微疼痛。但有的女性经期乳房胀痛的情形非常严重，甚至不能触碰，连穿内衣都有障碍。如果出现这种情况，那就需要特别注意一下了。

○ 生气让你乳房胀痛

中医认为，经期乳房胀痛与肝脏关系最为密切，最常见的是肝气郁结。女性月经前或月经期生气，工作压力大，不顺心，情绪紧张或郁闷等，都会引起肝气郁结，从而导致乳房疼痛。因为乳房属肝，肝经在此循走，如果郁结伤肝，肝气受损，就会使肝的疏泄功能减弱，从而导致乳房经络不畅，经行时乳房胀痛。通常表现出经前乳房胀痒作痛、胸闷胁胀、乳头刺痛等症状。因此，这时要想消除这种疼痛，就需要舒肝解郁，理气止痛。

○ 用普通的食材来疏肝理气，缓解乳房胀痛

中医典籍里记载有很多疏肝理气的中草药，但对于中草药的使用，需要有专业中医师的指导，况且中药苦口难咽。其实，经期乳房胀痛也不必过于惊慌，自己在家也可以轻松自我调养。

其中，用玫瑰花制成的花茶既方便又实用。玫瑰花是女性的好朋友，疏肝解郁、调经祛斑少不了它，可以长期服用。用玫瑰花泡茶喝，或者配柑橘类的花或果，如代代花、香橼还有橘皮等一起沏水代茶饮，能起到很好的疏肝理气的效果，可以缓解痛经和经期乳房胀痛。

此外，生麦芽饮对于疏肝理气也有很好的效果。生麦芽，属于生发之物，有生升的气息，能达肝而入脾，具有行气、消胀的作用。注意一定要选用生麦芽，而不能选用炒麦芽和焦麦芽。虽然都是麦芽，而且只有一字之差，功效却大不相同。炒麦芽主要用于回乳，焦麦芽主要用于食积不消、脘腹胀痛，对乳房胀痛帮助不大。生麦芽饮制作起来也很简单：将 200 克左右的生麦芽放入砂锅中，倒入约 300 毫升的水，先用大火煮沸，然后改用小火煎煮 20 分钟，滤出药液即可，早晚各服用一次。一般在经前三天连服三剂，就能起到预防和缓解经期乳房胀痛的作用。

除了内调法之外，外治法也可以很好地解决经期乳房胀痛的问题。如穴位按摩法，先用 40 ~ 45℃的热水泡脚 10 分钟，然后按揉行间穴 5 分钟。行间穴是肝经上的穴位，具体位置在足背第一趾与第二趾之间，常按揉行间穴可以起到疏泄肝火的作用。

蓖麻油热敷法也有助于缓解胀痛。蓖麻是一种常见的草药，可以全株入药，有祛湿、通络、消肿、拔毒等诸多功效。蓖麻油对于经期乳房胀痛，具有"清凉、善定善散"的功效，能将肌肤内的毒素拔出，疏通经络，缓解痛

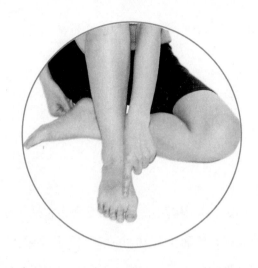

◇ 在足背部，第一、二足趾之间缝纹头处即是行间穴。常按揉行间穴能疏泄肝火。

感。其具体做法是：选择一块柔软且吸水性强的棉布，将蓖麻油滴在棉布上，以棉布湿润为宜，但也不要过湿，以免四处滴流。然后将棉布轻轻敷在乳房上，再盖一层保鲜膜，最后用热敷袋进行热敷即可。敷的时候要注意调节温度，以自己能忍受为度。敷一个小时左右，就会感到胸部胀痛减轻了很多，有一种舒缓的感觉。

对于经期乳房胀痛患者来说，生活习惯也要注意。一是经前一周吃清淡一点儿的食物，能缓解经期乳房肿胀。二是要随时调整文胸的尺寸大小。有的人经前乳房胀大明显，应该选用比平时大一号的文胸，可以减少对乳房的挤压，减轻乳房胀痛感。

阳虚、气血寒瘀，
子宫容易受寒

　　子宫是一个神奇的器官，它很强大，又很弱小。它强大是因为它是孕育生命的场所，孩子来到世界之前首先得在里面待上 10 个月，它若是不强大，孩子怎么可能健康出世呢？但另一方面它又很弱小，因为子宫非常脆弱，最易受到寒气的侵袭，而寒邪一旦入侵，它也就不能正常工作了，甚至会影响月经和生育。所以给子宫"保暖"是一件迫在眉睫的事。

○ 阳气不足，子宫易受寒

　　由外寒而导致的"宫寒"比较容易避免，如少吃冷饮、多穿衣服、少吹空调等。但也有人平时注意保暖，也不爱吃过寒过凉的东西，而她的子宫却依然寒冷，这究竟是为什么呢？原来这是另一种寒冷，叫"内寒"，主要是由于人体阳气不足导致的。这种人一般比较怕冷，经常手脚冰凉，舌头肥大且有牙齿痕，吃一点儿凉的食物就腹泻，甚至坐在没有棉垫的凳子上也会受凉腹痛腹泻。阳气相当于人体内的太阳，太阳火力不足，"宫殿"缺少阳光的照射，就会导致宫寒，出现月经推迟、痛经、不孕等情况。对于这种情况，不受外寒也无济于事，以培补人体阳气为主才行。

○ 艾灸关元、气海穴，巧治宫寒

如何培补人体的阳气呢？有一种办法很好，就是艾灸。艾灸是一种中医调理方法，就是用艾叶制成艾柱、艾条等来熏烤人体的穴位，通过艾灸的火力来温通经络，以达到治疗的目的。为何会选择艾叶呢？中医认为它为纯阳之物，可以迅速补充人体内的阳气。《本草纲目》中就说，艾叶"纯阳也，可取太阳真火，可以回垂绝元阳……灸之则透诸经，而治百种病邪，起沉疴之人为康泰"。据说钻木取火的燧人氏当时用的引火之物就是艾叶。艾灸，则是以艾叶的纯阳之性，再加上火本属阳，两阳相得，所以用它来祛除寒邪。再加上女性体质为阴，更易受寒邪侵袭，所以用艾灸来保健，效果是很好的。

对于治疗子宫寒冷来说，艾灸关元、气海两穴是能取得奇效的。为什么要选取这两个穴位呢？所谓关元穴，"关元"就是关闭元气的地方。关元穴位于脐下 3 寸处，是人体一个重要的保健穴位，具有培元固本、补益下焦之功，凡元气亏损均可使用。所以，艾灸此穴对培补人体阳气作用是很大的。

再说气海穴，"气海"即气的海洋，它位于体前正中线，脐下 1.5 寸。气海穴与人的元气相通，是元阳之本，真气生发之处，更是人体生命动力之源泉。关元和气海两穴都与人体的元气有关，元气足，人体阳气也会充足。人体得到足够的温煦，就不会宫寒了。而且这两个穴位都位于小腹，靠近子宫的位置，也能起到直接的温暖胞宫的作用。

艾灸的时候，将艾条悬于距皮肤 2 厘米处，以感到温热但不烫为宜。每穴灸上 5 ~ 7 分钟，以皮肤微微发红为度。艾灰要及时掸落，以免烫伤皮肤。艾灸的频率，可以每周 1 ~ 2 次。也可以隔姜灸：选新鲜老姜，沿生姜纤维纵向切片如硬币的厚度，中间用三棱针穿几个孔。把姜片放在穴位处，将中等大小的艾炷放在姜片上，点燃。待到有局部灼痛感时，略微提起姜片，待温度略降时再接触皮肤，以局部潮红为度。灸后用正红花油涂于施灸部位，一是防皮肤灼伤，二是更能增强艾灸活血化瘀、散寒止痛的功效。灸完12小时内不要用冷水洗手或冲澡，不要吃冷饮，喝凉水，以免使气血凝滞。一般坚持一两个月，小腹部位就有暖烘烘的感觉，不再有发凉的感觉了，对于宫寒以及阳气不足而导致体寒的女性朋友有很好的治疗效果。

Tips ——————————— 中医古籍这样说 ———————————

《傅青主女科》说："妇人有下身冰冷，非火不暖，交感之际，阴中绝无温热之气。人以为天分之薄也，谁知是胞胎寒之极乎！夫寒冰之地，不生草木；重阴之渊，不长鱼龙。今胞胎既寒，何能受孕……盖胞胎居于心肾之间，上系于心而下系于肾。胞胎之寒凉，乃心肾二火之衰微也。故治胞胎者，必须补心肾二火而后可。"

孕期呕吐，
常按内关穴和太冲穴

不少女性在怀孕初期都会出现恶心呕吐的现象，严重的甚至会厌食或者吃什么吐什么，这在医学上叫作"妊娠呕吐"。

○ 分清呕吐原因，对症调养

现代医学对怀孕初期呕吐的原因还没有明确，认为可能与 hC 克增高、精神紧张有关。中医认为本病主要是由冲气上逆，胃失和降引起的。怀孕初期呕吐的常见分型有胃虚、肝热、痰滞等。

怀孕后经血停闭，血液聚集在冲脉和任脉，滋养胞胎，冲脉气血旺盛，而冲脉隶属于阳明胃经，有调节气机升降的作用。如果平时胃气弱虚，胃气在冲气的影响下上逆，从而致恶心呕吐。如果孕妇平素性躁多怒，肝郁化热，怀孕后血聚养胎，那么肝血就更虚了，肝火更旺，而且冲脉气盛，冲脉附于肝，冲气挟肝火上逆犯胃，胃失和降，导致恶心呕吐。还有一种情况就是脾阳不足，痰饮内停，孕后冲脉气盛，冲气挟痰饮上逆，以致恶心呕吐。

出现妊娠呕吐的时候很多孕妇为了给宝宝提供足够的营养都会强迫自己吃东西，其实这是不对的。这时候不要强迫自己进食，更不要盲目进补，可以适量吃一些酸奶、甘蔗汁或者具有清热作用的蔬菜水果，多吃些富含膳食纤维和维生素 B1 的食物，如小米、燕麦、芝麻、花生等，可以防止便秘，减少早孕呕吐反应的症状。

如果是胃虚有寒的呕吐，这种情况下孕妇常伴有胃寒、腹胀腹痛、呕吐腹泻等症状，这时可以吃点儿姜汁砂仁来止吐止泻。取生姜 100 克，砂仁 5克，将生姜捣烂，用纱布挤汁。将姜汁倒入碗中，加水，放入砂仁，隔水炖半小时，去渣喝汤。生姜性温味辛，散寒暖胃的能力很强，能够温中降逆、除湿止呕；砂仁性温味辛，有健胃行气、消食安胎的作用。此方很适合缓解、治疗胃寒型妊娠呕吐和腹泻。

常见的孕吐还有肝热型的，多发生在精神紧张的孕妇中，这时候要进行心理疏导，解除思想顾虑、放松心情，家属也不要过于紧张，这样会加重孕妇的心理负担。《食物中药与便方》有一个紫苏安胎茶，治疗气机不利导致的妊娠早期呕吐不能进食。用紫苏叶、梗各 10 克；茯苓、陈皮各 6 克，捣碎，置保温瓶中，冲入沸水适量，泡闷 10 分钟后，代茶饮用。每日 1 剂。此方用紫苏叶、梗行气宽中，止呕安胎；茯苓、陈皮和胃安中，气顺胃和则呕吐自止。如果肝火旺的时候，可以加 3 ~ 6 克黄芩、竹茹，有清热、安胎、止呕的功效。

○ 缓解呕吐的常用穴位，内关穴和太冲穴

出现频繁呕吐时，服药很困难，有人一闻到药味就想吐，这时候最好的缓解方法就是穴位按摩。怀孕初期恶心呕吐可以按摩内关穴。内关穴位于手腕横纹往上约两指宽的正中央，轻轻按压这里有一种酸胀的感觉就是内关穴的位置了。每天沿着手腕上下方向按揉该穴位 100 次左右，长期坚持，对于孕期呕吐、腹泻等有不错的效果。

按摩内关穴可以疏通上、中、下三焦的气机，平冲逆之气。内关穴是多种疾病按摩治疗的首选，按摩后有疏导水湿、宁心安神、理气止痛、降逆止呕的功效，对胸闷打嗝、胃痛恶心、腹痛腹泻、妊娠呕吐等都有不错的疗效。

孕期呕吐很多时候都跟情绪有关。调查发现，孕吐反应剧烈的孕妇多数为情绪不太稳定的人。不良的家庭氛围、人际关系、对怀孕过于担心，这些都会给孕妇带来不良刺激，加重孕吐反应。这种情绪因素中医称之为肝气郁结，长期肝郁就会化火，肝火旺盛就会脾气暴躁、经常发怒，所以性格冲动爱发怒的孕妇也常常会出现孕吐的反应。这种情况下，在按摩内关穴之前，可以先按摩一下太冲穴来疏泄肝火。太冲穴位于足背侧，在第一、第二脚趾间的部位，具有很好的平肝火、疏肝解郁的作用，最适合那些闷闷不乐、抑郁焦虑的人。

> **Tips**　　　中医古籍这样说
>
> 　　《傅青主女科》说："妇人怀娠之后，恶心呕吐，思酸解渴，见食憎恶，困倦欲卧，人皆曰妊娠恶阻也，谁知肝血太燥乎！……于平肝补血之中，加以健脾开胃之品，以生阳气，则气能生血，尤益胎气耳……亦有肝郁气滞，胸膈膨闷，见食不恶，不能多食，虽系妊娠而非恶阻，宜分别治之。"本病的主要机理是冲气上逆，胃失和降。常见分型有胃虚、肝热、痰滞等。
>
> 　　《胎产秘书》说："凡妊娠一二月，恶阻呕逆，烦闷嗜卧，即俗所谓病儿也。此由妇人本元虚弱，平时喜怒不节，寒暑不调，中脘宿有停痰积饮，受孕经闭，饮食相搏，气不宣通。以致心下烦闷，头眩眼花，四肢倦怠，闻食即呕，喜酸嗜鲜，多卧少起，甚至呕逆不食。法当顺气理血，豁痰导水，而诸症自除。"

更年期女人，"出不完的汗"，
究竟怎么办

一些处于更年期的女性经常在没有任何预兆的情况下，突然感到自己的上半身皮肤一下子像着了火一样发热、发烫，而且满脸通红。潮热汗出时，短则几秒，长则几十分钟，这样的情况可能一天反复出现几次，有时候晚上醒来，全身汗涔涔的。不管是冬天还是夏天，都会突然发作，发作过后还会明显感觉到心慌心悸、疲乏无力。其实这就是更年期潮热汗出的症状。还有一部分更年期朋友刚才还觉得潮热汗出，热得不行，但几分钟后又觉得怕冷，在哪儿都有风吹的感觉，甚至觉得风吹到骨头缝儿里，马上就要多穿衣或关门窗。这种忽冷忽热的感受，非常痛苦。

女性朋友到了更年期就会引发多种症状，潮热汗出就是常见的一种。潮热汗出发作时，短则几秒，长则几十分钟，一天之内甚至反复发作多次，严重影响到广大更年期女性朋友的正常工作和生活。那么，该如何缓解女性更年期潮热汗出呢？

现代医学认为，潮热汗出是由女性更年期内分泌和血管舒缩功能失调所致；中医则认为，本病多由阴虚内热、肝阳上亢、津液不固所致。所以，要想缓解这种症状就必须清热益阴，而浮小麦就是治疗潮热汗出的良药。浮小麦一名，最早见于古医籍《太平圣惠方》一书。所谓浮小麦，就是禾本科植物小麦干瘪轻浮的颖果，也就是在淘洗小麦时浮在水面上的那部分，具有益气，除热，止汗之功效。

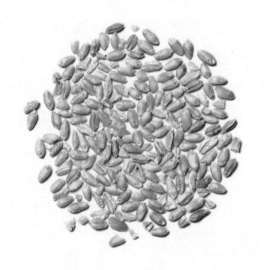

◇ 所谓浮小麦，就是"浮"在水面上的小麦。它收敛止汗，对于更年期的潮热汗出有很好的疗效。

《本草纲目》记载浮小麦"益气除热，止自汗盗汗，骨蒸虚热，妇人劳热"。浮小麦与小麦，两者均能益气养心除热，浮小麦走表，除浮热止汗力强，故对骨蒸及盗汗用之较多；小麦益气养心，除烦止渴里胜，脏躁、心烦不安、消渴之证用之较多。张仲景的《金匮要略》里面记载的甘麦大枣汤可以用来治疗围绝经期的烦躁易怒、潮热汗出，原方中用小麦还是浮小麦有争议，我们在此可以用浮小麦来增加止汗的作用，加入滋补肝肾之阴的女贞子、旱莲草，用女贞子 15 克、旱莲草 15 克、浮小麦 15 克、大枣 15 克、炙甘草 5 克一起煎水饮用，就能很好地解决潮热汗出的问题。

除了食疗之外，还要在生活方式上多加注意。其一，要注意饮食，太热或太辣的食物，还有含咖啡因或酒精的饮料，都可能会引起女性更年期潮热汗出，所以更年期女性应尽量避免食用；其二，要注意放松身心，许多女性都发现，通过瑜伽或者其他放松身心的手段可以减轻更年期潮热的不适感；其三，要保持凉爽，体温的稍稍上升都可能会诱发更年期潮热，所以应该注意保持凉爽，比如随时加减衣物、时常打开窗户通风等；其四，要适当运动，在更年期，日常的锻炼十分重要，如果你之前没有经常运动的话，现在就需要增加一些体育运动和有氧运动，比如快走；其五，可以尝试深呼吸，每天两次，或者更年期潮热开始时做深呼吸也有一定的作用。其做法是：深吸气 5 秒，腹部膨胀，然后呼气 5 秒，不断重复。每次做 15 分钟，每天 2 次。

Tips   **中医古籍这样说**

　　《素问·上古天真论》说："女子二七而天癸至，任脉通，太冲脉盛，月事以时下，故有子。……七七任脉虚，太冲脉衰少，天癸竭，地道不通，故形坏而无子也。"中医认为，天癸来源于肾精，妇女月经等生理现象在青少年时期因精气充沛而激活，于更年期左右因肾精衰败而停止。

　　《女科指要》说："阴虚生内热，阳盛生外热，阴虚即血虚不能维阳而潮热有时，阳盛乃邪盛留连经络而发热无已时……至于血瘀血枯，无论有邪无邪，皆能令女子潮热。"

没事常拍打带脉，
告别恼人的**啤酒肚、游泳圈**

拥有一个好身材，从某种意义上来说比拥有好容貌更为重要，它是健与美的综合体现。如今肥胖不仅会影响美观，更多地会给生活带来不便，也是诸多疾病的危险因素，衰老的信号。肥胖也分类型，《中国成人超重和肥胖症预防控制指南》指出，如果脂肪主要在腹壁和腹腔内蓄积过多，被称为"中心型"或"向心性"肥胖，也是大家常说的"腹型肥胖""啤酒肚"，对代谢影响很大，是多种慢性病的最重要危险因素之一。

单纯性肥胖是各类肥胖中最常见的一种，大约占肥胖人群的 95%。体重超过标准体重的 20%，或体重指数大于 24，没有内分泌紊乱现象，也没有代谢障碍性疾病，不是因为疾病引起的肥胖，就属于单纯性肥胖。

引起单纯性肥胖的主要原因有两类，一是由遗传因素所导致；二是热量摄入多于热量消耗，营养过剩所引起的。有家族肥胖史的人、"管不住嘴"吃得多的人、"迈不开腿"运动少的人、经常过量饮酒的人、精神因素造成暴食症的人都容易出现单纯性肥胖。过量进食使脂肪合成增加是肥胖的物质基础。

这一类人的减肥，归根到底就是要求在一个阶段内入（进食）和出（消耗）关系重建的过程。相对而言，在饮食结构合理的基础上少吃一点儿，多一点儿运动，原来囤积在体内多余的脂肪就慢慢消耗掉了，体重就下来了。**有一点需要特别提示，女性朋友在降低体重的时候，要掌握一个原则，就是一周体重下降不要超过 0.5 公斤，否则容易出现卵巢功能异常。**

○ 看看你是不是腹型肥胖

很多肥胖的人都大腹便便的，显得很臃肿、沉重的样子；而有些人明明全身看起来也不是特别胖，可就是**腰腹部赘肉多**，就像套了一个"游泳圈"一样，给人一种"疑似怀孕"的感觉。**这种腹型肥胖比全身型肥胖的危害更大。**

肥胖，尤其是腹型肥胖要怎么判断呢？目前常用的体重指数（Body Mass Index）简称 BMI，又译为体质指数。即 BMI= 体重 / 身高 ^{2}（kg/m^2）。以 BMI 值 24 为中国成人超重的界线，BMI 28 为肥胖的界线；男性腰围 ≥ 85cm，女性腰围≥ 80cm 为腹部脂肪蓄积的界线。大家可以找体重秤和尺子测量一下，看看自己有没有超标。

造成腹部肥胖的原因很多，如不规律的作息导致内分泌失调、爱吃高热量食品、久坐不运动等。每当我们一天中的进食热量（卡路里）超过我们每天消耗所需的能量时，多余的能量绝大部分都转化成了脂肪。每个人每天所需要摄取的热量有差异，与本身的性别、身高、运动量、基础代谢能力、劳动性质等因素相关。这也是常常有人忿忿地抱怨"为什么我吃得很少，仍然会肥胖？！"的原因所在。

排除先天遗传与药物作用的因素，事实上，从中医理论来说，腹部肥胖往往是由人体一条特殊的经脉——"带脉"堵塞所造成的。人体其他的经脉都是上下纵向而行，唯有"带脉"横向环绕一圈，好像把纵向的经脉用一根绳子系住一样。所以，"带脉"一旦堵塞，就会造成身体多条经络都堵在腰腹处。因此，想要甩掉小腹上多余的肉，首先就得让"带脉"变得通畅起来。

○ 没事常拍打带脉，减少腹部赘肉的产生

首先，要注意腹部保温，少穿低腰裤、露脐装，以免造成"带脉"受寒瘀堵。中医认为，人体的腹部为"五脏六腑之宫城，阴阳气血之发源"。腹部为阴，所有阴经都要经过腹部，如胆经、肾经、脾经等。如果腹部着凉，寒气侵袭带脉，中医说寒性凝滞、收引，易使气血凝结阻滞，涩滞不通，经络筋脉收缩而挛急，从而造成带脉不通。因此，平时一定要注意腹部保暖。

除保暖外，还要多做艾灸、揉搓、按摩等保养。其次，久坐不动也是造成腹部脂肪堆积的重要原因。人在坐着的时候，气血经络纵行受限，就会瘀滞在腹部，影响了带脉的正常功能，使得带脉不通。想要让堵塞的"带脉"恢复通畅，摆脱肚子上的赘肉，一个行之有效的方法就是经常拍打带脉所在的位置。

经常拍打带脉有诸多好处。一是有利于脂肪的代谢，减少赘肉的产生，对于腹部及腰部两侧赘肉的减肥更是有奇效；二是可以增强肠道蠕动，对于便秘的人有很好的通便效果；三是可以让经络气血运行加快，有调经止带及疏肝行滞的作用，可消除诸经在此处的血淤积热，对于预防和治疗腰部冰凉、酸疼、痛经等妇科疾病都有帮助。

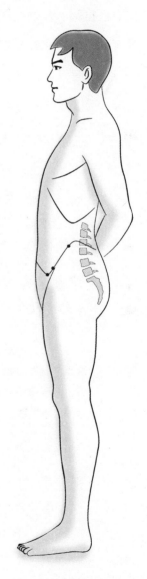

✧ 带脉位置示意图

○ "坐"对了也能告别"游泳圈"

挺腰直身端坐可减少腰部赘肉。减肥有时并不像人们想象的那么困难，有些人只要纠正坐姿，收腹挺胸，便能减去一些聚积于腹部的脂肪。随时提醒自己挺胸、缩腹、直腰、坐如悬钟，哪怕是不能始终保持，想起来就做，都有可能让肚子减去两斤或更多累赘的脂肪。

Tips　　　　　　　古籍趣闻

《后汉书·边韶传》："边韶字孝先……以文章知名，教授数百人，韶口辨，曾昼日假卧。第子私嘲之曰：'边孝先，腹便便，懒读书，但欲眠。'韶潜闻之，应时对曰：'边为姓，孝为字。腹便便，《五经》笥（音 sì，是藏书的竹器）。但欲眠，思经事。寐与周公通梦，静与孔子同意。师而可嘲，出何典记？'嘲者大惭。"

这段话的意思是，东汉有个读书人，名叫边韶，字孝先；很有文才，教了几百名学生。边韶人胖，肚子大，曾白天打磕睡，他的学生就私下编了顺口溜嘲笑他：边孝先是个大肚皮，懒得读书。只想睡觉。边韶知道后作答：边是我的姓，孝是我的字，大肚皮，是装着五经的竹箱子。只想睡觉，去思考五经的事。睡梦中可以会见、孔子等圣人沟通心意。嘲笑老师，这规矩出自哪家经典？嘲笑他的人很惭愧。

总忘事，怀疑得了老年痴呆症，其实是肝肾亏虚了

人上了年纪就爱忘事，如果是偶尔出现这种情况，可以说是正常的生理反应，毕竟随着年龄的增长，人体各个器官都会有所退化。但这种情况如果经常出现，甚至频繁出现的话，就要引起注意了。比如说刚说过的话转脸就忘了，非常熟悉的一些人突然叫不上名字来了，甚至出去走走就找不到回家的路。如果经常出现这种情况，就要特别注意了，需要去医院做一些认知功能的检查，看看是不是得了老年痴呆，也就是西医所说的阿尔茨海默病。

○ 用脑过度、长时间不用脑都会导致记忆力下降

从中医方面来讲，老年人总爱忘事主要还是跟肝肾亏虚有关。中医认为肾藏精，主骨生髓，而脑为髓海。脑由精髓汇集而成，肾精充足才能滋养脑髓，保持大脑的正常功能。人们常说肝肾同源，肝肾是主管人的阴精的，肝虚与肾虚往往是相伴而生的。年纪大了以后，就会逐渐出现肝肾不足的情况，肾的生髓功能就会减弱，髓海就会不足，导致大脑的记忆功能下降；不及时治疗的话甚至会丧失大脑的记忆功能，成为痴呆。

除了肝肾亏虚外，大脑内有痰浊瘀血也会导致某些人爱忘事，甚至暂时性失忆。就像某些电视剧中的主角被车撞伤后，脑中留有瘀血，结果就失忆了。这种情况是有可能发生的。脑中有痰浊瘀血堵塞了大脑中的脉络，

使肾气以及气血不能很好地滋养脑髓，而导致记忆力下降。老年人出现记忆力下降好理解，而一些年轻人、中年人为什么也会出现这种现象呢？主要由两方面的原因引起。

一方面是天生遗传的原因，比如家族有这方面的疾病，孩子就有可能遗传了致病基因；或者准妈妈在怀孕期间感染病毒影响神经系统发育、抽烟喝酒或者分娩时有颅脑损伤等，也会导致孩子先天不足，从而影响记忆力。

另一方面就跟平时的生活习惯有关了。人们在年轻的时候由于生活压力大等原因常年抽烟喝酒、熬夜、思虑过度、精神高度紧张，都极易暗耗气血、损伤肝肾，对大脑的消耗也很大；随着年龄的增长，就会出现记忆力下降的情况。这可以说是用脑过度导致的记忆力下降。然而长时间让大脑处于休息状态也会导致记忆力下降。像很多老年人退休之后，突然没什么事干了，也没有什么业余爱好、交际活动，就是整天待在家里吃饭睡觉看电视，脑子长时间不运转就会"生锈"，记忆力也会随之下降。

○ 人退休了，大脑却不能退休

老年人出现了记忆力减退，就一定会发展为老年痴呆吗？当然不是，只要前期早预防，养成一个好的生活习惯，就能在很大程度上减轻记忆力减退这一症状，甚至能拥有一个好的记忆力。退休了也不能认为一切任务都完成了，可以完全放松休息了。还是应该保持规律的饮食、运动和睡眠，做一些自己喜欢的事情，比如下棋、写字、看书，甚至每天跳跳广场舞，多跟人交流，这些都能对大脑形成一个良性的刺激。正是古话说的"流水不腐，户枢不蠹"，身体要锻炼，大脑也需要锻炼，千万不要整天在家待着，一天到晚看电视、玩手机。

同时，适当吃一些核桃、黑芝麻之类的坚果，这些坚果大多具有补肾益脑的功效，每天吃一些，长期坚持，对延缓大脑衰老很有作用。然而，坚果虽然是很好的健脑食品，但其含有的脂肪较多，所以不能多吃。

日常生活中还要注意少吃含糖、盐、油多的食物，尽量避免吸烟、酗酒，应多吃一些富含胆碱的食物，如豆制品、蛋类、花生、鱼类、肉类、燕麦、小米等。

《杂病广要》记载了一个治健忘方，用天门冬、远志、茯苓、干地黄，等分研末，制成蜜丸，像梧桐子大小，每次服 20 丸，一天 3 次，可加至每次 30 丸，可经常服用，有增加记忆力的作用。

唐代名医孙思邈所著的《备急千金要方》记载一个健脑益智的小方子，原名"孔子大圣知枕中方"，治读书善忘，常服令人大聪。药用龟板、龙骨、远志、九节菖蒲四药等分，共为细末，每服 3 克，一日 3 次，黄酒或温开水送服；也可以做成蜜丸，每丸 9 克，每服 1 丸，一日 2 次。传说当年孔子使用此方，屡有奇效，处方便历经数代流传下来。

Tips　　　　中医古籍这样说

《医方集解·补养之剂》说："人之精与志，皆藏于肾，肾精不足则肾气衰，不能上通于心，故迷惑善忘也。"

《丹溪心法·健忘》说："健忘精神短少者多，亦有痰者。"本病多由心脾不足，肾精虚衰所致。心主血，脾生血，肾主精髓，思虑过度，劳伤心脾，则阴血暗损；房事不节，则精亏髓减，脑失所养，皆令人健忘。高年神衰，亦多血虚、精少而健忘。痰浊上扰亦可引起健忘。

稍微碰一下就**骨折**了，补钙是关键

人老了真是什么病都爱找上门，尤其是骨折。千小心万小心，有时候稍微碰了一下就骨折了。伤筋动骨一百天，一骨折将近三个月生活都会受到很大的影响。有没有什么办法能让老年人的骨头不这么脆弱，少受骨折之苦吗？

○ 骨质疏松是导致老年人骨折的主要原因

造成骨折的主要原因还是骨质疏松。虽然一些年轻人受到了强烈的撞击也会骨折，但这主要是外力引起的。而老年人，平时都比较注意，不会受到强烈的撞击，但一不小心摔倒了或者被什么东西碰了一下就会骨折，这则是由骨质疏松引起的。人到中年，尤其是老年以后，随着年龄的增长，骨质就会流失，骨密度就会下降，骨头就会变得很脆弱，就会出现肢体疼痛、驼背等症状。很多老年人都特别怕摔，摔一下就容易骨折，这主要跟老年人骨质疏松、骨头柔韧度不够、脆性增加有关。

腰椎骨折是一种比较常见的骨折。经常有一些老年人坐的过快或过猛，往座位上一坐就骨折了，这属于压缩性骨折。这是因为老年人本来骨头密度就低，猛地往下一坐，腰椎受到纵向的压力，椎体内部发生骨折，就像被压塌了一样，就造成了腰椎骨折。还有一种常见的骨折叫作股骨颈骨折，

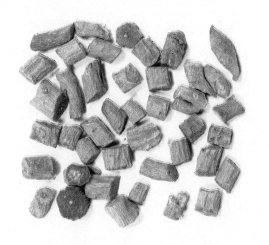

◇ 牛膝具有很好的补肝肾、强筋骨、活血化瘀的作用，对骨痛、关节疼、肾虚等有一定的帮助。

股骨颈是跟髋骨相连接的一块非常细小的骨头。因为与髋骨相连，而且局部血运较差，自愈能力低，这里一旦骨折的话，后半生基本就要卧床了，很多人把这种骨折叫作人生最后一次骨折。骨折之所以对老年人危害特别大，主要是因为老年人一旦骨折之后就需要卧床，从而就容易伴发褥疮、肺炎、血栓等各种疾病，很多人可能就再也起不来了。如果能及时手术治疗的话，可以减少卧床时间，较快康复。但是手术也有很大的风险，而且有的人骨质疏松严重，难以承受骨科手术，骨头就像虫蛀空了的木头似的，很难再进一步加工一样。

中医认为，骨质疏松主要还是跟肾虚有关。前面提到肾主骨生髓，肾气足才能很好地充养骨骼，预防骨质疏松的发生。因此中医治疗调养骨质疏松还是以补肾为主，辅之以活血化瘀、通经络。牛膝具有很好的补肝肾、强筋骨、活血化瘀的作用，平时熬粥、煲汤时放入一些，对骨痛、关节疼、肾虚等有一定的帮助。

介绍一个预防骨质疏松的食疗方，黄豆猪骨汤：鲜猪骨 250 克、黄豆 100 克。制法：黄豆提前用水泡 6 ～ 8 小时；将鲜猪骨洗净，切断，置水中烧开，去除血污；然后将猪骨放入砂锅内，加生姜 20 克、黄酒 200 克，食盐适量，加水 1000 毫升，经煮沸后，用文火煮至骨烂，放入黄豆继续煮至豆烂，即可食用。每日 1 次，每次 200 毫升，每周 1 剂。功效：鲜猪骨含天然钙质、骨胶原等，对骨骼生长有补充作用。黄豆含黄酮苷、钙、铁、磷等，有促进骨骼生长和补充骨中所需的营养。此汤有较好的预防骨骼老化和骨质疏松的作用。

○ 预防骨质疏松，多晒太阳促进钙吸收

大家都知道，预防骨质疏松首先需要补钙。补钙除了服用钙片等药物，还可以通过食疗，多吃一些牛奶、虾皮、鸡蛋等富含钙质的食物。但补得再多，不吸收也没有用。而维生素 D 能促进钙的吸收。维生素 D 又从哪来呢？最好的办法就是多晒太阳。多晒太阳能够促进维生素 D 的生成，进而促进身体对钙的吸收。研究发现，通过日照获取的维生素 D，比从补充剂获取的维生素 D 持续时间长 2 倍。建议大家每天出去晒个太阳，尤其是经常久坐办公室的白领们，多多走向户外晒晒太阳吧，哪怕只晒 20 分钟。所谓万物生长靠太阳，人要想健康长寿也需要常常晒晒太阳，预防骨质疏松更应该常晒太阳。晒黑一点儿也没关系，健康可比肤色重要多了。但是夏天要避免在阳光下暴晒，以免晒伤皮肤。公园的树荫下是夏季晒太阳的好去处，斑驳的阳光带给你身体所需要的紫外线，有效补充维生素 D，又可以减少暴晒引发的晒伤或中暑。

现在很多电视广告上对补钙作用的夸大宣传，造成了老年人对补钙认识的误区。其实，老年人补钙过量，不但无益反而有害。骨质疏松症是一种全身性的代谢性骨骼疾病，是人体衰老的表现。一般人在 30 ~ 35 岁达到一生中所获得的最高骨量，称为峰值骨量。此后骨质就开始丢失。女性在绝经以

后 5 ～ 10 年，男性在 65 ～ 70 岁一般都会出现骨质疏松。由此可见，要想老来骨头硬朗，就得在 35 岁前打好基础。底子厚了，到老了才剩得多。

所以，老年人大量补钙并不能逆转骨量减少的趋势，也不可能治愈骨质疏松。而且，补钙也不是越多越好。通常，年龄在 60 岁以上的老年人，每天需要摄取 800 毫克的钙。过量补钙并不能变成骨骼，还会让血液中钙含量过高，可导致高钙血症，并引起并发症，如肾结石、血管钙化等，危害老年人的身体健康。

○ 运动是防骨质疏松最好方法

一般人在三十岁以后，骨质量会开始慢慢减少。当骨质流失时，骨骼外形看起来虽然仍跟正常差不多，但实际上原本紧密的骨头产生许多空洞而呈现中空疏松的现象，这就称为"骨质疏松症"。当骨头变得疏松脆弱时，会有身高变矮、背痛、驼背，容易骨折等症状的出现。

进行体育锻炼，一方面可以使骨骼粗壮，保持和增加骨骼中矿物质的含量，能避免骨质流失，甚至可以强化造骨细胞，提高骨骼的耐受力，进而提高骨密度；另一方面可以加强关节、肌肉的灵活性和协调性，有助于改善和提高肌腱和韧带的顺应性、延伸性和柔软性，提高平衡能力和灵敏能力，从而预防或减少跌倒的机会，降低骨质疏松症和骨折的发生率。因此可以说，科学、适量地运动是最安全又没有副作用的防治骨质疏松症的妙方。

运动的确能够强化骨质，预防骨质疏松。但对于严重骨质疏松的人来说，不应该做一些高强度、高风险的运动，而要选择一些低撞击性的负重运动，例如健步走等，一定要量力而行，运动量根据自己的身体进行调整，否则过犹不及。

○ 预防骨质疏松宜早不宜迟

骨质疏松在早期其实并没有明显的症状，许多患者都是在不知不觉间经历了骨量的丢失，等到出现疼痛、发现身高缩短，甚至骨折后再去查骨密度，骨量丢失往往已经很明显。因此，预防骨质疏松宜早不宜迟。

在年轻时就注意骨量的积累，日常生活中注重饮食补钙并坚持运动、保持合适体重，能大大降低日后患上骨质疏松的风险，或推迟发病年龄。青少年还需要有一定的运动负荷，运动可以刺激青少年骨骼生长，促进骨质形成，提高骨密度。

对于中老年人来说，骨质疏松的预防更是刻不容缓，骨量的丢失悄无声息，只有在积极补钙的同时定期检测骨密度，才能及时掌握自身骨量的变化。

○ 有效的补钙应该从科学饮食做起

由于受到"吃什么补什么"观念的影响，喝骨头汤能大量补钙，是人们的普遍想法。事实上，钙虽然是骨骼的主要成分之一，但其在汤里的溶解度非常小，单纯靠喝骨头汤难以达到补钙的目的。骨头汤不仅钙含量微乎其微，更缺乏有促进钙吸收作用的维生素 D。一般来说，一碗猪骨汤的含钙量仅有 1.9 毫克，成年人每日所需的钙量为 800 到 1000 毫克，而缺钙、骨质疏松、骨折病人及更年期妇女每日所需的钙要 1000 毫克以上，如果仅靠喝骨头汤来补钙的话，每天起码要喝 400 碗。

有效的补钙应该从科学饮食做起。钙质的补充主要应从膳食中得到，钙的食物来源于乳和乳制品为最好，乳制品不仅含钙量高（100 毫升牛奶约含钙 120 毫克），而且容易被人体吸收利用。同时，乳制品还提供优质蛋白质、丰富的维生素，有利于人体补充营养。

如果说喝牛奶大概只能提供每日所需钙量的 50%，那其余部分就应当从其他钙含量丰富的食物中摄取，如绿叶蔬菜、大豆和豆制品、芝麻酱、小鱼、小虾、海带、紫菜中都含有丰富的钙，我们可以调整膳食结构，选择性食用，达到食补的效果。

在膳食补钙的同时，还要注意含草酸、植酸的食材，那是钙吸收的克星，而减少草酸、植酸摄入的办法，就是生的菜蘸酱吃，发涩的蔬菜尽量焯后吃。

有规律的运动能促进人体对钙的吸收和利用，因此在注意饮食的同时，不能忽视定期的运动。负重锻炼可以减缓骨质流失，甚至增加骨密度。走路、跑步等都可刺激骨骼，牵拉肌肉，有助于增加骨峰值。需要提醒的是，补钙切忌"三天打渔两天晒网"，这不仅是因为骨量的丢失是一个长期的过程，更重要的是人体无法储存过量的钙，最佳的方式还是日日均衡地补钙，细水长流。

Tips　　　　　　　中医古籍这样说

《素问·六节藏象论》说："肾者主蛰，封藏之本，精之处也，其充在骨。"肾主骨生髓，骨骼的生长、发育、修复均有赖于肾中精气的充盈、滋养与推动。

《医经精义》说："肾藏精，精生髓，髓生骨，故骨者肾之所合也，髓者，肾精所生，精足则髓足，髓在骨内，髓足则骨强。"老年人肾精亏损，不能充养骨髓和脑髓，可导致身材变矮、驼背弯腰、活动不利、易于骨折等表现。

重视**中风**前的小征兆，
预防中风的发生

中风可以说是很多老年人的噩梦。得了中风以后往往都会留下半身不遂、口舌歪斜、言语不清等后遗症，严重影响着老年人的正常生活。而且中风一旦发生，基本就是不可逆地会留下一些后遗症。但是在中风发生前，身体一般都会给我们一些小警告，只要我们对这些警告足够重视，提早预防，就能很大程度减少中风的发生。

○ 不治已病治未病，重视中风病的危险因素

中风相当于现代医学的脑血管病，也叫脑卒中，就是指猝然发病。《中国脑血管病防治指南》中指出，脑血管病的危险因素分为可干预与不可干预两种。

可干预的一些主要危险因素包括高血压、心脏病、糖尿病、吸烟、酗酒、血脂异常、颈动脉狭窄、肥胖、高同型半胱氨酸血症、代谢综合征、缺乏体育活动、饮食营养不合理、口服避孕药等。

年龄和性别是两个不可干预的危险因素。随着年龄的增长，脑卒中的危险性会持续增加，55 岁以后每 10 年卒中的危险性增加 1 倍。卒中的发病率男性高于女性，男女之比约为 1.1 ～ 1.5：1。此外，不可干预的危险因素还有种族和家族遗传性。

　　年龄、性别、遗传这些虽然是不可干预因素，但是如果有这些危险因素的人，就应该从年轻的时候就更加小心，积极预防，控烟控酒，健康饮食，适当运动，积极治疗基础疾病，要防病于未然，真要等到出现先兆症状了，那就太迟了。

　　中医认为中风病是一个本虚标实的疾病。随着年纪的增长，还有各种不良因素的影响，逐渐出现正气亏虚，由于饮食、情志、劳倦内伤等引起了气血逆乱，产生风、火、痰、瘀等病理产物，导致脑血管堵塞，气血不能滋养脑部，引起大脑缺血缺氧，出现脑梗死，或血溢出脑血管之外，造成了脑出血。具体来说，现实生活中引发中风主要有以下几点原因。

　　第一，情志所伤。平时情绪抑郁，肝气郁结，气机不利，血行不畅，瘀血阻滞于脑脉；或者大怒伤肝，导致肝阳暴张，肝风内动，或心火暴盛，中医把这叫做"风火相煽"，就像山火在风的助力下越烧越旺，血随着风火上冲到头部，导致中风。暴怒引发本病最为多见，影视剧和日常生活中常常能看到情绪激动引发脑出血的例子。

　　第二，饮食不节。平时吃多了肥甘厚腻的食物，尤其是过量饮酒、抽烟，都会导致脾胃运化失调，聚湿生痰；痰郁化热，使体内产生大量的痰浊瘀血；再加上肝火旺盛，带着痰浊瘀血上攻到脑部，引发中风。

　　第三，劳累过度。《素问·生气通天论》中说："阳气者，烦劳则张。"即指人身阳气，若扰动太过，则亢奋不敛。血随着亢奋的阳气上攻，导致中风，或者过度劳累会损伤阴血，引起气血不足；气血不能很好地滋养大脑，就会导致中风。

　　第四，气候变化。中风在一年四季都会发生，但它和季节气候的变化还是有一定关联的。由秋入冬的时候，天气骤然变冷，寒邪入侵，这也会影响血脉的运行。另外，早春的时候天气骤然转暖，而且春天是肝气升发的季节，容易肝火上扬，引发中风。

第五，正气亏虚，这是中风病发生的根本。随着年龄的增大，尤其是四十岁以后，阴精和阳气损耗过半，而风、火、痰、瘀等邪气越积越多。气血不足，运行不畅，不能滋养脑脉，脑脉瘀滞不通；阴血亏虚则阴不制阳，中医把它形容为"水不涵木"，肾水亏虚不能制约肝木，肝风内动，携痰浊、瘀血上扰脑窍，突发中风。

○ 及时发现诱因，减少中风的发生

既然中风发生后往往不可逆转，而且会留下很多后遗症，我们就应该及时发现引起中风的诱因，及时预防，尽量减少中风的发生。

第一，及时治疗诱发病。可能引起中风的疾病，如动脉硬化、糖尿病、冠心病、高血脂病、高黏血症、肥胖病等，应及早治疗；高血压是引发中风最危险的因素，也是预防中风的一个中心环节，应有效地控制血压，坚持长期服药，并长期观察血压变化情况，以便及时处理。

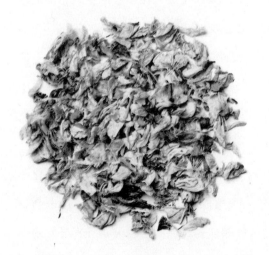

◇ 槐花性微寒、味苦，具有凉血止血、清肝泻火的功效，能预防由于肝火旺盛引起的中风的发生。

第二，重视中风发病前的小征兆。中风发病前都会有一些小征兆，比如头晕头痛，突发的身体麻木、肢体瘫软无力、活动不灵活或者走路不正，舌头打结说话不利，昏沉嗜睡等。如果这些情况反复发生，一定要到医院查明原因，及时治疗。

第三，消除中风的诱因。如情绪波动、过度疲劳、用力过猛等都会诱发中风。平时要注意心理预防，保持精神愉快，情绪稳定。提倡健康的生活方式，规律的生活作息，保持大便通畅，避免因用力排便而使血压急剧升高，引发脑血管病。不论主动吸烟还是被动吸烟，都会极大地增加中风的危险系数，所以戒烟非常重要。有些人听了某个偏方，泡药酒来预防心脑血管病，但是对不饮酒的人是不提倡用少量饮酒来预防心脑血管病的；孕妇更应忌酒。饮酒者一定要适度，不要酗酒；男性每日饮酒的酒精含量不应超过20～30克，女性不应超过15～20克。

第四，饮食结构合理。以低盐、低脂、低糖为宜，适当多食豆制品、蔬菜和水果，戒除吸烟、酗酒等不良习惯。每周至少吃三次鱼，尤其是富含ω-3脂肪酸的鱼类，或者服用深海鱼油。ω-3脂肪酸能够调节血液的状态，使血液较不容易形成凝块，进而防止脑梗死。

第五，规律、适度的体育锻炼。这对减少心脑血管病大有益处，研究证明，适当的体育活动可以改善心脏功能，增加脑血流量，改善微循环。成年人每周至少进行3～4次适度的体育锻炼活动，每次活动的时间不少于30分钟（如快走、慢跑、骑自行车或其他有氧代谢运动等）。

第六，户外活动多注意。应逐步适应环境温度，室内空调温度不宜过高，避免从较高温度的环境突然转移到温度较低的室外（特别是老年人），外出注意保暖。有过中风史的患者还要注意走路多加小心，防止跌倒；此外，日常生活起床、低头系鞋带等动作要缓慢；洗澡时间不宜过长、水温不宜过高。

第七，食疗小偏方。槐花茶防中风。槐花 6 克，泡水代茶饮，有预防中风的功效。天麻菊花饮：天麻 10 克、菊花 10 克，先煎天麻，数沸后入菊花，取汁饮。日分两次服。此方平肝熄风清热，适合风火痰热亢盛的患者。

天门冬粥：天门冬 15 ～ 20 克、粳米 50 ～ 100 克，冰糖少许，先煎天门冬取浓汁，去渣，入粳米煮粥，沸后加入冰糖适量，煮成粥。天门冬养阴清热，适合阴虚有内热的患者。

Tips　　　　　　　中医古籍这样说

《证治汇补·中风》：曰"平人手指麻木，不时眩晕，乃中风先兆，须预防之，宜慎起居，节饮食，远房帷，调情志。"《素问病机气宜保命集》指出："凡人如觉大拇指及次指麻木不仁，或手足不用，或肌肉蠕动者，三年内必有大风之至。"肢体麻木、阵发眩晕、肢体活动不利、肌肉跳动等症状可能是中风的先兆，需要及时预防。

《杂病源流犀烛》中记载："若风病既愈，而根株未能悉拔，隔一、二年或数年必再发，发则必加重，或至丧命，故平时宜预防之，第一防房劳暴怒郁结，调气血，养精神，又常服药以维持之，庶乎可安"。由此可见中风容易复发，而且复发时病情必然加重，故应强调以预防为主。

小孩厌食、偏食，
主要是父母喂养不当引起的

经常看到这样的情景：孩子在前面跑，家长尤其是爷爷奶奶追在后面喂饭吃。现在生活条件好了，基本不存在吃不饱的情况，小孩厌食偏食的情况却非常多见。到了吃饭的时间，孩子却怎么也不肯吃饭，或者只吃自己喜欢的一样食物，其他的碰都不碰，时间长了孩子长得又瘦又小，还经常得病，让家长很是担心。这就是典型的小孩厌食偏食，严重者可导致营养不良、贫血、佝偻病及免疫力低下，出现呼吸道反复感染，对儿童生长发育、营养状态和智力发展也有不同程度的影响。

○ 吃零食、吃得太多、不运动，都会引起厌食、偏食

很多家长认为小孩厌食主要是因为体内缺锌，或者缺某些微量元素，所以经常给孩子补锌、补各种微量元素，这其实是本末倒置了。小孩厌食可能有缺锌、缺微量元素的原因，但这不是主要原因。小孩厌食主要还是跟父母喂养不当有关。小孩的脾胃本身就娇弱，喂养不当极易损伤脾胃；消化系统出了问题，孩子就不爱吃饭。

正常来说，小孩是容易感到饥饿，并且吃饭比较香的。但现在很多小孩都是平时零食不离手，而且多是一些饼干、巧克力等高糖高脂食物，以及薯片等膨化食品，这些乱七八糟的食物不仅缺乏营养，而且不易消化和吸收，长期食用会损伤孩子的脾胃，引起小孩厌食。而且零食吃多了，没有规律的进食

习惯，孩子总感觉不饿，自然不愿意再正常吃三餐了。只喝饮料不喝水也会引起厌食，因为饮料中含有较多的糖分或糖精，其中糖分子进入体内吸收，可使血糖升高。血液中的血糖水平老是偏高，信息传入大脑中枢，就觉得肚子饱胀，没有饥饿感，从而影响食欲，不想吃饭。另外碳酸饮料释放出的二氧化碳很容易引起腹胀，影响食欲，刺激胃肠道黏膜，造成消化功能紊乱。

还有一种情况就是爷爷奶奶生怕孩子吃不饱，不停地喂孩子吃东西。其实，小孩的脾胃是十分娇嫩的，消化吸收能力有限，吃进去过多的食物，消化不了，反而会加重脾胃的负担，时间长了就会损伤脾胃，造成消化不良，不想吃饭。所以正如古人说的："要想小儿安，三分饥和寒。"是有一定道理的。引起小孩厌食的还有一个主要原因，就是现在的孩子活动量普遍偏少。可能和现在的社会环境有关，现在的小孩大多被关在楼房里，每天外出玩耍的时间有限。活动量不够，吃得多、消耗得少，时间长了就容易造成积食，没有胃口吃东西。

至于偏食，主要就是喂养不当引起的了。首先这可能跟父母的饮食习惯有关。父母本身就挑食，在日常生活中他也会把这种习惯带给孩子。因为新生儿是没有太多味觉的，从小父母经常吃什么，孩子也会跟着吃，时间长了就形成了习惯，只爱吃这些食物。所以为了孩子，家长首先要克服自己挑食的习惯。另一方面就是跟家长过分溺爱孩子有关。孩子想吃什么就给做什么，不想吃的也不勉强，这就是在纵容孩子偏食。其实针对孩子不太喜欢吃的一些东西，可以通过一些烹饪方法，摆一个孩子喜欢的造型，让孩子对这个食物感兴趣，愿意去吃。

○ 分清原因，对症调理

既然脾胃虚弱是导致小孩厌食、偏食的主要原因，那治疗就应该从调理脾胃着手。首先要严格控制零食和含糖饮料，其次要分清是由于脾胃有热引起的消化不良厌食偏食，还是由于脾胃虚寒引起的消化不良厌食偏食。

如果是脾胃有热的话，孩子通常表现出爱出汗、发热，冬天也爱喝冷饮，大便不通畅，不爱吃饭这些症状。这时候不要硬逼着孩子吃东西或者吃一些滋补品，而是应该让孩子吃一点儿清热生津的蔬菜水果，比如橙子、柑橘、葡萄柚、白菜等。橙子性微凉、味酸，能够帮助消食、解腻消胀、化痰润肺，孩子太小不能直接吃的情况下可以榨汁喝。也可以给孩子煮点儿白萝卜汤喝，萝卜辛甘、性凉，具有消积滞、化痰热的作用。

如果是脾胃虚寒，容易拉肚子，手脚冰凉，这种孩子腹胀、消化不良时，应该吃一些健脾、温中、理气的食物，可以熬粥、煲汤的时候放一点儿陈皮，陈皮味苦、辛，性温，能理气健脾，促进食欲。如果是长期腹泻引起的消化不良厌食，可以用山药打粉做成米糊来给小孩吃，效果不错。山药，性平味甘，具有很好的补脾养胃功效，做成米糊有淡淡的甜味，小孩很喜欢喝。

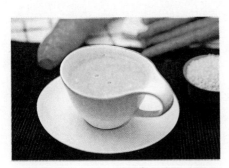

◇ 山药米糊，具有很好的补脾养胃功效，做成米糊有淡淡的甜味，小孩很喜欢喝。

Tips　　　　　中医古籍这样说

《幼科发挥·调理脾胃》说："儿有少食而易饱者，此胃不受、脾之不能消也。宜益胃之阳，养脾之阴。宜钱氏异功散合小建中汤主之。"小儿脾常不足，饮食不知自节，或家长喂养不当，易被饮食所伤，产生脾胃病证。

宝宝积食了又哭又闹，
推拿按摩效果好

不知道怎么回事，宝宝总是哭闹，喂奶也不吃，小肚子胀胀的。出现这种情况就要考虑宝宝是不是积食了。积食是中医的一个病症，主要是指小儿进食过量，损伤脾胃，使食物停滞于中焦所形成的胃肠疾患。积食一症多发生于婴幼儿身上，主要表现为腹部胀满、大便干燥或酸臭。食积日久，会造成小儿营养不良，影响生长发育。

○ 出现这些症状，说明宝宝积食了

宝宝积食，主要还是由于家长喂养不当造成的。首先，家长总怕孩子吃不饱，不停地喂食，而宝宝还不具备自我控制的能力，遇到自己喜欢吃的就停不了口，最后吃撑了，导致消化不良。其次，家长让宝宝吃了一些生冷油腻不易消化的食物，比如粽子、油炸食品、大鱼大肉等，宝宝的脾胃本来就娇弱，消化功能弱，吃了这些不好消化的食物，脾胃不能很好地运化这些食物，于是引起积食。还有就是宝宝穿得太少或者睡觉时肚子着凉了，也会引起积食，所以平时一定要护好宝宝的小肚子。

那么，我们怎样判断宝宝积食了呢？出现哪些症状说明宝宝积食了呢？宝宝积食后往往会出现食欲不振、厌食、口臭、肚子胀、呕吐、便秘、腹泻、大便有酸臭味、睡眠不安和手脚心发热等症状，甚至引起孩子发烧。宝宝在睡觉时身子不停地翻动，有时还会咬牙，所谓食不好，寝难安。按一按宝宝的小肚子，会觉得肚子胀胀的。还会发现宝宝鼻梁两侧发青，舌苔白厚，口中发出酸腐的气味。而且由于肠胃不舒服，宝宝会不停地哭闹，还会伴有手足发烧、精神萎靡等症状。

○ 推拿按摩，安全无害的调养方法

由于宝宝还小，不适合大量用药，最好运用推拿按摩、运动、食疗等方法来解决宝宝积食的问题。其中，捏脊就是一个很好的办法。让患儿面孔朝下平卧，家长以两手拇指、食指和中指捏其脊柱两侧，随捏随按，由下而上，再从上而下，捏3～5遍，每晚一次。这对缓解宝宝积食有很好的效果。也可以试试按揉中脘穴和涌泉穴。中脘穴位于胸骨下端与肚脐连线的二分之一处，家长用手掌根旋转按揉此穴，能够起到和胃健脾、降逆利水的作用。涌泉穴位于足底心处，家长以拇指按压此穴，每次旋转按摩30～50下，每日两次，能起到泄热降逆的功效。

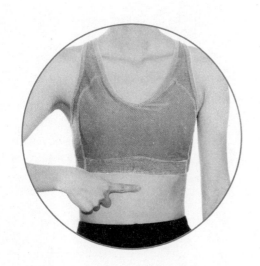

◇ 中脘穴位于胸骨下端与肚脐连线的二分之一处，按揉此穴，能够起到和胃健脾、降逆利水的作用。

另外要多让孩子去户外活动活动，就算是比较冷的天气，也尽量选择太阳好、风小的时候，每天带孩子出去活动半小时到一小时；吃完饭后带宝宝散散步，加快食物的消化。家里可以备一些山楂片，每天让宝宝适量吃一些，能起到消食的作用。熬一些山药米粥给宝宝喝，具有调补脾胃、滋阴养液的作用，对缓解宝宝积食、吃饭不香有一定的作用。

Tips

中医古籍这样说

《保婴撮要·食积寒热》说："小儿食积者，因脾胃虚寒，乳食不化，久而成积。"

《诸病源候论·小儿杂病诸候》说："小儿食不可过饱，饱则伤脾，脾伤不能磨消于食，令小儿四肢沉重，身体苦热，面黄腹大是也。"

《万密斋》说："要得小儿安，需得三分饥和寒。"这句俗语是小儿日常保健的常识，意思是说要确保小儿平安健康，就不能给孩子吃得太饱、穿得太暖。小儿脾胃运化功能不好，虽然需要水谷营养，却不能多吃，吃多后容易出现消化不良。

"小胖墩"和家长喂养不当、脾虚痰湿重有关

以前生活条件不太好的时候，很多父母都觉得孩子胖乎乎的比较可爱，认为孩子胖一点儿是健康、营养好的表现，所以对孩子肥胖不但不予重视，还希望自己的孩子吃得胖胖的。殊不知，肥胖是有记忆的，等孩子长大成人后，这种肥胖会越来越明显，而且很难控制；不但外形不再可爱了，更要命的是高血压、糖尿病、脂肪肝等疾病会悄悄地在孩子身上埋下隐患。

孩子长得太胖，不仅对身体是一种伤害，对心理的伤害更大。孩子因为年纪小，不太懂得尊重他人，经常歧视和嘲笑比较胖的孩子，这样一来，比较胖的孩子就会变得自卑和孤僻，时间长了，心理发育会受到严重影响。现在随着生活水平的提高和健康知识的增加，很多家长都意识到了这一点，那怎么来避免小儿肥胖呢？

○ 孩子并不是吃得越多越好

肥胖不利于孩子的身心发展，那么孩子肥胖到底是如何发生的呢？中医认为"小胖墩"的形成主要跟家长喂养不当和脾虚痰湿重有关。

很多家长总怕孩子吃不好、吃不饱，营养跟不上，从而影响孩子的生长发育，所以总是让孩子吃很多东西，甚至吃一些补养品。殊不知很多食物并不是孩子需要的，甚至过量了；过量的食物不能得到很好的消化吸收，就容

易积累成脂肪。另外，现在生活水平好了，饭菜都做得比较油腻，每餐都会有大鱼大肉等油腻食物，这些食物都不利于消化吸收，消化不了就会堆积成脂肪。还有现在很多快餐食品像炸鸡、薯条、含糖饮料、蛋糕、糖果等，都属于高糖高脂、高热量的食物，而且很多肉类还有可能有残留激素，容易诱发肥胖，小朋友吃多了长胖也就是自然的了。除了吃的方面，现在的孩子大多缺少运动。运动是消耗脂肪最安全有效的方法，但现在的孩子除了繁重的课业负担，还要应付家长花大价钱报的各种特长班，能用来运动玩耍的时间就很少了。再加上很多孩子都沉迷于手机、平板电脑等电子产品，花在运动上的时间就少之又少了。吃得多、运动得少，脂肪得不到消耗就会堆积在体内，自然就成了小胖墩。

从中医方面讲，肥胖主要跟脾胃功能有关。脾虚、痰湿重，吃的东西又过多，脾胃运化不出去，就会损伤脾胃，造成体内痰湿重。脾虚、痰湿重跟吃得过多、肥胖是相互影响的，两者会形成恶性循环。

○ 平衡膳食＋规律运动＋检测体重，预防肥胖三要素

一家人爱吃什么尽管与地域有关，但更取决于母亲（厨房掌勺人）的饮食习惯，不仅影响自己，还可影响孩子们一生，乃至影响几代人。比如：母亲认为吃肉最营养，就会让家人养成多吃肉不吃蔬菜水果的习惯，这种习惯越老越顽固，需要纠正时比登天还难。而且母亲在食材选择上的好恶往往会代代相传；在烹饪方法上养成的好坏习惯也会代代相传；在吃法上是能吃、好吃还是会吃同样会代代相传，这就是为什么常常看到一家人都很胖或都很瘦的原因。

从小让孩子养成良好的饮食和运动习惯，将会使孩子终身受益。首先要

科学喂养，家长要搭配好营养摄入的比例。怎样才是合理膳食呢？其实我们国家有《中国居民膳食指南》，里面有个"膳食宝塔"，可能大家都见过或听说过，可是有多少人记住这个"宝塔"上有什么呢？又有多少人按"宝塔"来吃呢？有人说，每天按"宝塔"吃，这么细致真是太累了。

其实也没那么麻烦，也不必教条，主要就是掌握好六个字：多样、适量、均衡。不能孩子爱吃什么就吃什么，而忽视其他营养的摄入。家长在给孩子做饭的时候，选料一定要多样，而且要新鲜，一定量的绿叶蔬菜必不可少。肉菜比例最好是 3 : 7。如果孩子出现偏食的现象，一定要干预，千万不要因舍不得而顺着孩子来。为了预防孩子偏食，在孩子半岁左右的时候就可以添加辅食，而且种类尽量多样，全方位给孩子以味觉的刺激，让孩子尽早适应吃各种食物。其次，要适量运动。通过增加活动量以增加热量的消耗，是预防肥胖的一个重要措施。即使在婴儿期，也不要总是将孩子抱在手中，而要帮孩子翻身、做做被动操，从 5 ～ 6 月开始训练孩子在成人腿上自动跳跃、独坐、爬、扶走等。在幼儿期，要多让孩子独立走、跑、跳、玩游戏。在学龄期和青少年期，要让孩子每天有 30 ～ 60 分钟的体力活动。这样才能让孩子有一个健康的身体、强健的体魄。

最后，要定期帮助孩子检测体重，发现体重增加过快，应引起重视，及时调整，预防肥胖的发生。

肥胖不是福，作为家长要从小控制孩子的体重，千万别让孩子登上肥胖排行榜。

○ 太胖不健康，低体重也不健康

当今社会，"肥胖"是一种普遍的现象。但也有一些低体重的人，骨瘦如柴，既不健康也不会使人美丽，过瘦也是一种风险。体重指数低于 18 的人群，患冠心病、高血压等疾病的危险比体重正常的人群要高，死亡率也远远高于体重正常的人群。因此，**千万不要陷入减肥误区**。长期体重过轻会导致脱发、厌食症、不孕不育、贫血、营养不良，患骨质疏松症的概率明显增高。

消瘦，要注意身体是否有问题，如消化系统问题（吸收不良综合征、功能性消化不良、消化性溃疡、溃疡性结肠炎等）、结核病、糖尿病、肿瘤、甲状腺功能异常等。假如原来体型正常或肥胖，在短期之内日渐消瘦，应及时到医院诊治，不能掉以轻心。还有一类人，没有想减肥，但就是瘦，怎么吃也不胖，这与遗传有关。中医认为"瘦人多火"，平时相对于胖人而言比较好动，俗话说"闲不住"，同样的营养摄入，但消耗比较多，所以总胖不起来。这时在调养上要特别注意加强营养、适当增加运动、增加体内的肌肉量、增加体重，直到体重指数在正常范围为止。

中医认为"肾为先天之本"，主藏精气，是人体生长、发育和生殖的根本；"脾为后天之本"，为气血生化之源，脾主肌肉，脾强则吸收水谷精化能力好，能促进人体生长发育，肌肉强壮有力；肝主气机主条达，如果肝气平和，则经脉流畅，气血才能到达相应的器官，只有这三者功能都正常了，机体的功能才好。

食疗小验方：山药红枣乌鸡汤。乌鸡 1 只、山药 50 克、红枣 10 枚。将乌鸡洗干净，把红枣放入鸡腹内，用线缝合，与姜、葱、食盐、酒一起放砂锅内煮熟后，加山药继续煮烂，食肉、吃药、饮汤。每周一剂，分数次服完。

乌鸡是中国特有的药用珍禽，以江西泰和所产乌骨鸡最为正宗。它们不仅喙、眼、脚是乌黑的，而且皮肤、肌肉、骨头和大部分内脏也都是乌黑的。从营养价值上看，乌鸡的营养远远高于普通鸡，吃起来的口感也非常细嫩。乌鸡肉含丰富的黑色素、蛋白质、B族维生素等多种氨基酸和多种微量元素，其中烟酸、维生素E、磷、铁、钾、钠的含量均高于普通鸡肉，胆固醇和脂肪含量却很低。乌鸡的血清总蛋白和球蛋白含量均明显高于普通鸡，乌鸡肉中氨基酸含量高于普通鸡，而且铁元素含量也比普通鸡高很多，是营养价值极高的滋补品。乌鸡性平、味甘；具有滋阴清热、补肝益肾、健脾止泻等作用；山药为平常食材，甘性温，有健脾补肾的作用，以此方所做而成的山药红枣乌鸡汤，既不滋腻又不雍气，大枣补气养血，食用山药红枣乌鸡汤可以提高生理功能、强筋健骨。

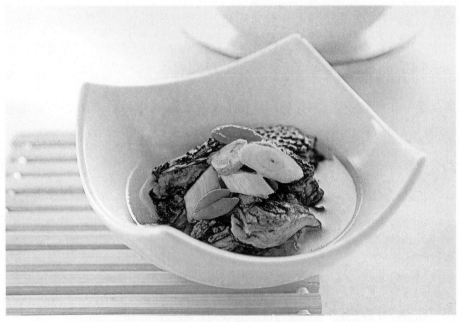

◇ 食用山药红枣乌鸡汤可以提高生理功能、强筋健骨。

小孩子多动，
主要从情志上进行调养

　　很多家长都会发现自己的孩子特别爱动，一刻也停不下来，而且注意力非常不集中，不爱学习，情绪冲动，有时候甚至会说一些不好听的话。如果孩子长时间出现这些问题，家长就要注意了，孩子可能已经患有儿童多动症。

　　儿童多动症又称注意力缺陷多动障碍（ADHD），或脑功能轻微失调综合征，是一种常见的儿童行为异常疾病。这类患儿的智力正常或基本正常，但学习、行为及情绪方面有缺陷，主要表现为注意力不集中，注意短暂，活动过多，情绪易冲动，学习成绩普遍较差，在家庭及学校均难与人相处，日常生活中常常使家长和教师感到没有办法。儿童多动症的患病率国外报道为5%～10%，国内调查在10%以上，男孩多于女孩，早产儿及剖宫产儿患多动症的概率较高，在60%以上。

　　儿童多动症对孩子的身心健康影响非常大，会让孩子形成心理负担，在家里或学校产生交流困难，时间长了会导致成绩下降、心情抑郁等，家长一定要高度重视。

○ 从备孕开始，让孩子远离小孩多动

　　从西医方面讲，引起小孩多动主要有以下几方面的原因：首先是遗传方

面的原因，也就是先天禀赋不足。比如在备孕过程中父母体质偏差，母亲怀孕期间生病、精神状态不好等，都有可能导致小孩多动。所以为了孩子有一个健康的身体和心理，从备孕到生产期间，准父母，尤其是准妈妈一定要保持良好的身体和心情。其次就是在生产的过程中，出现了早产、难产等情况，导致宝宝受到损伤，出现脑缺血、缺氧等情况，也可能导致小孩多动。还有就是后天家长养育不当的问题了。父母在养育孩子的过程中经常吵架，对孩子缺乏沟通和关爱，时间长了孩子就会出现一些情绪方面的问题，心情抑郁、不喜与人交流等。另一种情况就是家长对孩子过度溺爱，什么都顺着孩子来。从小孩子来讲他肯定是喜欢玩耍运动，不喜欢学习的，家长不及时进行纠正的话，时间长了就会形成习惯。

从中医方面讲，小孩多动的形成主要跟心肝脾肾相关，阴阳平衡失调为本病的主要发病机制。一般说来，小孩多动主要是由阳气亢盛引起的，以心火旺、肝火旺为主。小孩是纯阳之体，体质本身就偏热，再加上平时吃偏热、偏燥的食物多一些，体内阳气过多总要发泄出来，所以总会看到小孩子喜欢跑、喜欢跳，这是他们发泄体内过盛精力的一种方式。当然如果是在正常范围内，并不属于小孩多动；但如果不分场合一直在动的话，可能就是小孩多动了。小孩多动也有可能是阴虚引起的。肝肾阴虚不能制约阳气，造成阴虚火旺，虚风内动，也会造成多动、急躁易怒；而阳主动，阴主静，阴精不足不能滋养五脏，脾为至阴之脏，性静，脾失濡养，则静不下来，注意力不集中、情绪不稳定、神思涣散；肾精不足，不能滋养脑髓，则出现善忘。

○ 从生理、心理两方面进行调整

当然，并不是所有偏爱活动的孩子都得了小孩多动症，一定不要给孩子戴高帽子，小孩本身就是喜欢动的。小孩顽皮一些，出现轻微的注意力不集中、多动这些情况，在家长、老师的提醒下能够改正，能够正常地生活、学习，就不属于小孩多动。家长千万不要给孩子定性，因为一旦被认为是小孩多动，会让孩子产生心理负担，本来没有那么严重，最后却越来越严重了。

小孩 6 到 8 岁是多动症发病率比较高的时期，中医认为这主要是先天不足、肾阴虚引起的。这种情况调养应该以补肾为主，可以吃一些有滋阴补肾作用的枸杞、桑葚，另外吃一些具有补肾健脑作用的芝麻、核桃等。但枸杞和桑葚都偏热，体内有内火的时候不宜多吃，小孩本身体质偏热也不宜多吃。

中医对本病的治疗多从滋补肝肾、平肝熄风、补益心脾、养血安神、清心泻火等方面入手。结合现代心理学的认识，有专家提出小孩多动从心治。心，包括生理上的心和精神方面的心情、情志。生理方面的心，可以喝一些百合粥来滋阴养心。精神方面的治疗也是最主要的方面。现代医学把小孩多动归类为精神方面的疾病，认为是心理问题，主要是家长养育不当，家庭环境不好，让孩子从小感觉到压力大，精神长期处于紧张焦虑的状态。针对这种情况，需要对孩子进行心理治疗，从行为、心理方面进行正确的引导，让孩子乐意接受治疗。

治疗小孩多动，还可以配合一些穴位按摩。平时常按摩百会穴和四神聪穴。百会穴位于人体头顶的正中心，具有开窍醒脑、安神镇静的双向调节作用。四神聪穴在百会穴前、后、左、右各 1 寸处，因共有四穴，故又名四神聪。按摩此穴能够缓解烦躁、注意力不集中、健忘等症。

正确对待发烧，
减轻孩子痛苦

相信很多家长，最怕孩子发烧了。看着孩子烧得小脸通红、哭闹不止，家长比自己发烧还难受。其实，发烧是小孩很常见的一个病症，面对发烧，家长没有必要惊慌失措。弄清病因后，就可以采取一些有效方法进行调理，缓解孩子的痛苦。

○ 外感和积食是引起孩子发烧的主要原因

小孩子为什么经常发烧呢？这主要跟小孩的体质有关。中医认为，小孩的五脏六腑都是比较娇嫩的，容易受到外界邪气的影响。同时，小孩都是纯阳之体，阳气比较旺盛（人从生到老直至死亡，阳气是逐渐消散的），阳气旺盛就容易发热。所以经常看到一些小孩发烧到三十八九度，甚至40℃；经常烧到38℃，孩子还像没什么事似的出去玩。而成年人烧到38℃就已经受不了了，烧到40℃更是少见。

小孩发烧主要还是由外感引起的，比如感冒、扁桃体炎、肠胃炎等，因为发热只是一个症状，很多疾病都能引起。小孩发烧一般都表现得比较快、比较急，主要是由风寒、风热、暑湿，还有感受到时邪引起的。时邪主要指某一段时间的流行病，比如小儿麻疹、猩红热、手足口病、流感等传染病，针对这些疾病，首先要提前种好疫苗；在某种疾病的流行期，尽量避免去人多的地方或者有传染源的地方。如果在这段时间，孩子出现了发烧的情况，要及时去医院检查，看是否感染了这一疾病，及时治疗。平时注意随天气变化及时增减衣物，避免过寒过热。很多爷爷奶奶总怕孩子着凉，给孩子穿得严严实实的，殊不知小孩体质偏热，活动量大，其实应该比大人穿的少一点儿，过度保暖反而会引起发热。

还有一个经常引起小孩发烧的原因就是积食。小孩的脾胃功能本来就比较弱，自制力也比较弱。现在生活条件好了，遇到爱吃的东西，孩子不会像大人那样有一个节制，而是不停地吃，很容易吃撑；而且家长生怕孩子营养不够，经常给孩子做一些鱼、肉等油腻、不好消化的食物来给孩子补充营养，殊不知孩子脾胃消化不了，就形成了积食。这些积食淤积在脾胃里，日久就会化热，体内的热一遇到外邪就会引起发烧。就好像一堆稻草，长期摆放在一个地方，它的内部就会腐化发热；时间久了，一根点燃的火柴扔进去就会引起熊熊大火。

普通的小孩发烧，可以先在家里进行干预治疗，比如多喝水、饮食清淡等，但如果烧得比较厉害，到了39℃以上，甚至孩子出现了精神不振、皮疹、抽搐、惊风这些情况，就需要及时就医了。如果是传染病流行期出现发热症状，也要及时就诊，由专业医师给予合适的治疗。但就诊过程中一定要注意防范交叉感染。儿科医生看发烧的话，医生常会先看看孩子的嗓子，再摸摸小肚子。看嗓子主要是看嗓子、扁桃体有没有发炎、化脓，摸肚子主要是看有没有积食。

○ 让孩子舒服比单纯退烧更重要

发烧虽然会让孩子不舒服，但目前并没什么证据能证明发烧会给孩子造成伤害，也不会烧坏脑子，除非是少见的热性惊厥持续状态和中暑。相反，体温升高可以减少孩子体内微生物的复制和繁殖，也可以提高人体的炎症反应，有利于致病微生物的清除，发烧对孩子的病情恢复是有利的，发烧是孩子成长过程中不可避免的。

◇ 吃完饭后给孩子揉一揉小肚子，有助于食物的消化吸收，避免积食。

小孩发热应该怎么处理呢？让我们来看看最新的儿科指南。

2015 年美国儿科学会发布的儿科发热患儿处理建议中指出，如果发热患儿一般状况良好，吃饭、睡觉、玩耍都很正常，可不进行退热处理；对于大部分体温超过 38.5℃且感到不适的孩子，首选口服对乙酰氨基酚或布洛芬。只有在孩子对退烧药过敏、不耐受、呕吐（无法服药）的情况下才进行温水擦浴。并且在孩子发烧时，不再推荐酒精擦浴和冰敷，因为这些方法会导致不良反应。**尤其是酒精擦浴，甚至可能导致孩子昏迷或死亡。**治疗发烧的目标是改善孩子的舒适度，而不是去退烧。

外感引起的发热，建议多休息、清淡饮食、多喝水，还可以给孩子做一做刮痧和按摩。在位于后背的大椎穴做刮痧，可以起到去热的效果；清天河水也是小儿发烧时常用的手法。天河水穴在前臂掌侧正中，自腕横纹至肘横纹成一直线，属于长线型穴位。食指、中指两指并拢，自腕横纹推向肘横纹推拿，称作清天河水。注意要用力要均匀，向前推动不要歪斜。一般推 5 ~ 15 分钟，1000 ~ 3000 次。

如果是积食引起的发烧，可以给孩子多吃一些新鲜的蔬菜水果促进排便，同时还可以试试按摩足三里、揉肚子、捏脊这些方法，对缓解积食都有不错的效果。**孩子出现发热，家长不要惊慌失措，但也要及时识别危险症状，不过度治疗，也不能耽误病情**，保护宝宝的健康。

在多数情况下，发烧是身体对抗入侵病原的一种保护性反应，是人体正在发动免疫系统抵抗感染的一个过程。小儿的正常体温可以因性别、年龄、昼夜及季节变化、饮食、哭闹、气温以及衣被的厚薄等因素影响有一定范围的波动。体温的异常升高与疾病的严重程度不一定成正比，机体抵抗力低的孩子，纵使患了严重的疾病，很可能也不会发高烧。因此，在小儿体温升高时，要注意观察患儿的神态和举止。比如一个体温在38℃，神情呆滞的孩子，比和体温在40℃，但仍然顽皮的孩子更值得重视和关注。

短期发热在儿科多数由感染引起，一般预后良好或属自限性疾病，但发热也可能是危重患儿的早期表现，**高热还可能会引起脱水及酸碱平衡紊乱、热性惊厥、脑水肿等一系列问题，尤其伴有精神萎靡、嗜睡、面色苍白等中毒症状较重的小儿，必须及时就医，紧急处理**，以免贻误治疗。

Tips   中医古籍这样说

　　《景岳全书》说："小儿发热证，其最要者有四：一则外感发热，二则疮毒发热，三则痘疹发热，四则疳积发热。凡此四者之外，如饮食、惊风、阴虚、变蒸之类，虽亦有之，然各有其说，均当详辩。""小儿初生，肌肤未实，宜用旧絮护其背，不可太暖，更宜数见风日，则血气刚强，肌肉致密，若藏于重帏密室，或浓衣过暖，则筋骨软脆，不任风寒，多易致病。衣服当随寒热加减，但令背暖为佳，亦勿令出汗，恐表虚风邪易伤。乳哺亦不宜过饱，陈氏所谓忍三分寒，吃七分饱，频揉肚，少洗澡，要肚暖头凉心胸凉，皆至论也。"

图书在版编目（CIP）数据

调阴阳就是养命 / 吴向红，任晋婷著 . -- 天津：
天津科学技术出版社，2016.9
ISBN 978-7-5576-1595-6

Ⅰ . ①调… Ⅱ . ①吴… ②任… Ⅲ . ①阴阳（中医）–
研究 Ⅳ . ① R226

中国版本图书馆 CIP 数据核字 (2016) 第 196907 号

监制：黄利　万夏
项目策划 / 设计制作：紫图图书 ZITO®
责任编辑：王朝闻
责任印制：兰毅

天津出版传媒集团

天津科学技术出版社　出版

出版人：蔡颢
天津市西康路 35 号　　邮编 300051
电话：（022）23332490
网址：www.tjkjcbs.com.cn
新华书店经销
北京中印联印务有限公司印刷

开本　720×1000　1/16　印张　16.5　字数　168 000
2016 年 9 月第 1 版第 1 次印刷
定价：39.90 元